中国医疗卫生机构资源配置效率研究

李志广 著

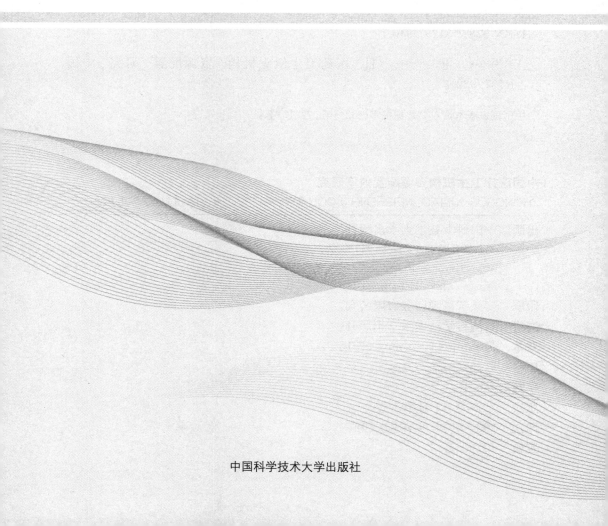

中国科学技术大学出版社

内 容 简 介

目前我国已经建立了由医院、基层医疗卫生机构、专业公共卫生机构等组成的覆盖城乡的医疗卫生服务体系。但是,医疗卫生资源总量不足、质量不高、结构与布局不合理等问题依然突出。本书系统梳理了我国医疗卫生机构的运行状况,并通过三阶段 DEA、面板 Tobit 模型、fsQCA 等方法深入探讨了影响医疗卫生机构运行效率的影响因素以及提升路径;自上而下地分析了我国各类医疗卫生机构的发展现状以及运行状况,具备很强的指导性。同时,本书侧重实证测度的过程,可以帮助读者系统地了解全国医疗卫生机构的组成、分类、运行以及发展水平。

图书在版编目(CIP)数据

中国医疗卫生机构资源配置效率研究 / 李志广著. -- 合肥:中国科学技术大学出版社,2024.11

ISBN 978-7-312-05940-7

Ⅰ. 中… Ⅱ. 李… Ⅲ. 医药卫生组织机构—资源配置—研究—中国 Ⅳ. R197.322

中国国家版本馆 CIP 数据核字(2024)第 079817 号

中国医疗卫生机构资源配置效率研究

ZHONGGUO YILIAO WEISHENG JIGOU ZIYUAN PEIZHI XIAOLÜ YANJIU

出版	中国科学技术大学出版社
	安徽省合肥市金寨路 96 号,230026
	http://press. ustc. edu. cn
	https://zgkxjsdxcbs. tmall. com
印刷	安徽省瑞隆印务有限公司
发行	中国科学技术大学出版社
开本	710 mm×1000 mm　1/16
印张	9.25
字数	185 千
版次	2024 年 11 月第 1 版
印次	2024 年 11 月第 1 次印刷
定价	42.00 元

前　言

在"十四五"规划和2035年远景目标纲要的指引下,我国卫生健康事业正步入一个新的发展阶段。这一重要规划明确提出,要把保障人民健康放在优先发展的战略位置,强调预防为主,致力于构建强大的公共卫生体系,并推动优质医疗资源的扩容与区域均衡发展。历经多年的不懈努力,我国已经形成了以医院、基层医疗卫生机构、专业公共卫生机构等为主体的覆盖城乡的医疗卫生服务体系。然而,面对新的发展要求,我国医疗卫生资源在结构与布局上的不合理、服务体系的碎片化、部分公立医院单体规模无序扩张等问题依然凸显。在此背景下,优化医疗卫生资源配置效率,对于加速医疗卫生事业的蓬勃发展、切实满足人民群众日益增长的医疗卫生需求具有深远的意义。

医疗卫生资源配置实质上是一个将与医疗卫生服务相关的各种生产要素在医疗卫生系统内部各组成部分或不同子系统之间进行分配与交换的过程,旨在确保各种要素得到有效的配置和利用,从而取得良好的社会效益和经济效益。如何在有限的医疗卫生资源条件下,实现资源的合理配置与高效利用,解决配置过程中公平与效率两大基本问题,实现医疗卫生服务的公平与效率有机结合,是各国政府和卫生服务研究领域共同追求的目标。

本书正是在这一时代背景下撰写的,它集合了笔者近八年来在卫生经济与管理领域的研究成果,是笔者在该领域探索与实践的结晶。本书的撰写始于2018年8月,当时笔者有幸参与了安徽省中医药管理局委托的项目"传承发展中医药相关政策研究",并负责"安徽省中医医疗服务体系评价指标与绩效评估研究"这一课题。在魏骅教授的悉心指导下,笔者顺利完成了研究任务并发表了第一篇学术论文,这也标志着我的学术生涯正式启航。

此后,笔者的研究逐步深入,从全国层面比较分析我国医疗卫生机构资源配置效率,到聚焦于中医医疗卫生服务机构资源配置效率,再进一步细分为中医医院与中西医结合医院资源配置效率,对相关医疗卫生机构的医疗卫生资源配置效率进行了系统的比较研究。最终,我将研究视野聚焦于安徽省,对安徽省医疗卫生机构的运行效率进行了测度与评价。这一系列研究不仅丰富了我的学术成果,也为我国医疗卫生资源配置效率的提升提供了有益的理论参考和实践指导。

全书共分为 10 章,主体部分分为 3 篇:上篇"中国医疗卫生机构运行效率测度与评价"主要对我国医疗卫生机构的运行效率及资源配置效率进行测度与评价;中篇"中医医疗卫生机构运行效率测度与评价"则聚焦于中医医疗服务体系,对其发展水平、运行效率以及全要素生产率等进行综合研究与评价;下篇"安徽省医疗卫生机构运行效率测度与评价"则以安徽省为例,对其医疗卫生机构的运行效率及其影响因素进行深入分析,并对中医类医院与综合医院的运行效率进行比较研究。

本书的写作得到了安徽省社科规划后期资助项目(AHSKHQ2022D04)的大力支持,使我得以系统地梳理和总结自己在医疗卫生资源配置效率方面的研究成果。在本书的撰写过程中,我深感学术之路的艰辛与不易,同时也收获了成长与进步的喜悦。我要特别感谢一路上给予我无私指导的魏骅教授、丰志培教授、陶群山教授、倪飞副教授、洪世忠副教授以及方晓书记,他们的教诲与鼓励是我不断前行的动力源泉。同时,我也要感谢安徽中医药大学为我提供了宝贵的学习深造机会,让我能够在学术的道路上不断攀登新的高峰。此外,我还要特别感谢合肥工业大学文理教授的引荐,正是在他的帮助下,此书才得以顺利出版。

希望本书能够为医疗卫生资源配置效率的研究提供有益的参考和借鉴,为推动我国卫生事业的健康发展贡献一份力量。同时,也期待本书能够引起更多学者和业内人士的关注与讨论,共同为我国医疗卫生事业的改革与发展贡献力量。

李志平

2024 年 8 月 18 日

目　　录

上篇　中国医疗卫生机构运行效率测度与评价

中篇　中医医疗卫生机构运行效率测度与评价

第1章 绪 论

1.1 研究背景

1.1.1 现实背景

"十四五"规划和 2035 年远景目标纲要指出要把保障人民健康放在优先发展的战略位置,坚持预防为主,加快构建强大的公共卫生体系,推动优质医疗资源扩容和区域均衡发展。经过长期发展,我国现已形成以医院、基层医疗卫生机构、专业公共卫生机构等为主体组成的覆盖城乡的医疗卫生服务体系。然而,我国医疗卫生资源结构与布局不合理、服务体系碎片化、部分公立医院单体规模无序扩张等问题依然突出。与发达国家相比,我国医疗卫生资源配置总量以及人均医疗卫生资源的配置水平,仍存在较大差距,卫生发展落后于经济发展。

优化医疗卫生资源配置效率对加快卫生事业的蓬勃发展、切实满足人民的医疗需求具有重大意义。卫生资源配置是指把与医疗卫生服务相关的各种生产要素在医疗卫生系统内部各组成部分或在不同子系统之间进行分配与交换,以保证各种要素得到最有效的配置和利用,从而取得较好的社会效益和经济效益。如何将有限的医疗卫生资源进行配置和利用,解决配置过程中的公平与效率两个基本问题,实现医疗卫生服务公平与效率的有机结合,是世界各国政府和卫生服务研究追求的目标。从近几十年来该领域的发展历程来看,我国与其他国家关于医疗卫生资源配置效率的研究并不是孤立发展的,同时受到卫生经济学发展以及医疗保险制度的不同模式等综合因素的影响。此次新冠疫情的全面暴发,不仅对我国经济社会造成了重大冲击,还对我国医疗卫生体系提出了重大挑战。

1.1.2 理论背景

第一,在医疗卫生机构运行效率层面,其代表性关键词有区域公平、数据包络分析、洛伦茨曲线、区域性差异、医疗保险制度改革、家庭医生制度以及卫生管理等。陈聚祥等(2016)、张昕男等(2017)与杨雨晨等(2019)在研究中医类医疗卫生资源配置效率问题时发现,在数据包络分析横向评估中,卫生资源配置效率存在地区差异;在数据包络分析纵向评估中,在经济发展较好地区,我国中医类医疗机构的卫生资源配置差异性逐渐呈平缓趋势,卫生机构的规模大小和数量多少起到的作用逐渐减小。这说明我国提高卫生资源配置效率的重心应放在经济较落后地区,应加大对中西部地区的财政支持和人员技术支持。我国中医类医疗卫生机构在未来的发展中,不仅要注重改进医疗水平和医疗设备,也要兼顾提高和完善人员素质和管理制度,促进医院的高质量发展。

第二,在医疗卫生资源配置效率影响因素层面,其代表性关键词有 Malmquist 指数法、全要素生产率、技术效率和规模效率等。李慧君等(2013)、丁敬美等(2017)研究发现,虽然我国医疗卫生技术取得较大进步,但当前我国各地区技术效率有效的比例仍然较低,其主要原因在于各地医疗卫生机构投入过多而产出不足,同时,人均收入偏低和改革试点不稳定等因素对技术效率也有显著影响。另外,李志广,孔爱杰等(2020)在剔除环境变量(人口密度、地区生产总值、总抚养比、病死率以及财政拨款)和随机干扰因素后发现,我国中医类医院运行效率整体表现一般,省际效率存在明显差异,环境因素对各地区中医类医院运行效率影响较大,需进一步优化医院规模和管理水平。上述学者皆认为,环境因素是导致各地区医疗卫生机构运营效率产生差异的主要原因,对此,促进医疗卫生服务技术效率的提升,成为我国医疗卫生机构优化资源配置效率的关键。

第三,在医疗卫生资源配置公平性层面,其代表性关键词有泰尔指数、基尼系数、焦聚度以及卫生保健公平提供等。杨展等(2017)、雷鹏等(2019)、王玥月等(2019)运用基尼系数、泰尔指数等定量方法,分析得出我国区域间基层卫生资源分配不合理问题较为突出,主要原因在于机构、床位、护士、执业(助理)医师、卫生技术人员等指标在同一区域内存在较大的数量差距。宋宿杭等(2017)发现新医改政策对我国医疗卫生资源配置起到了一定的促进作用,缩小了卫生资源配置的地区性差异,提高了配置公平性。

第四,在医疗卫生资源配置区域卫生规划层面,其代表性关键词有社区卫生服务、卫生事业发展等。闫凤茹(2010)、邹钦培等(2014)发现:① 我国卫生资源分配总量不足,并且长期存在区域间经济发展落差,导致城乡之间、南北之间、东西之间的资源配置差异较大;② 我国卫生资源大多分布在一二线城市或城市的主城区,分配至经济落后地区的资源十分有限,且这种差异的不平等现状仍然存在;③ 东部地区在卫生技术人员、病床等资源的配置方面优于中、西部地区。因此,提升区域间卫生资源合理配置效率有利于促进我国卫生资源的合理分配。

1.2 研究问题与研究目标

1.2.1 研究问题

《全国医疗卫生服务体系规划纲要(2015—2020 年)》指出,经过长期发展,我国已经建立了由医院、基层医疗卫生机构、专业公共卫生机构等组成的覆盖城乡的医疗卫生服务体系。本书通过对全国 31 个省(区、市)(未包括台湾地区、香港和澳门特别行政区的数据,全书同)医疗卫生机构整体运行效率进行测度,并探讨其实现高质量发展的路径,以期为我国医疗资源的合理配置和规划提供参考。

1.2.2 研究目标

第一,利用全国 31 个省(区、市)医疗卫生机构相关数据,运用三阶段数据包络分析(DEA)方法,在剔除人口密度、地区生产总值、总抚养比、病死率和财政拨款等环境变量后,评价其综合技术效率、纯技术效率和规模效率。测度 2012—2017 年我国 31 个省(区、市)医疗卫生机构的全要素生产率,并探讨其实现高质量发展的路径。

第二,以 31 个省(区、市)的中医类医院为研究对象,通过探索性因子分析法构建我国中医医疗服务体系的主要指标,并根据主成分得分值,结合 TOPSIS 法综合评价我国各省份中医医疗服务发展水平。

第三,对 2017 年全国 31 个省(区、市)中医类医院运行效率进行测度,以期为我国中医药卫生资源的合理配置和规划提供参考。运用 DEA-Malmquist 模型对 2012—2017 年我国 31 个省(区、市)中医类医院的运行效率进行分析。对 2017 年全国 31 个省(区、市)中医医院和中西医结合医院运行效率进行比较分析,以期为我国中医药卫生资源的合理配置提供参考。

第四,通过 DEA-Malmquist 模型,根据 2007—2017 年《中国卫生和计划生育统计年鉴》与《全国中医药统计摘编》的面板数据,分析和评价安徽省中医类医院与综合医院的整体运行效率,进而总结新医改和党的十八大以来的改革成效。

1.3　研　究　意　义

1.3.1　理论意义

第一,现有文献常用传统 DEA 方法进行效率评估,但无法识别外部环境变量对决策单元效率测度的影响。本书运用三阶段 DEA 方法,将环境因素及其他随机因素纳入到模型中,然后利用松弛变量中包含的信息对投入变量进行调整,从而更准确真实地反映我国医疗卫生机构的效率水平。

第二,本书首次将 fsQCA 方法应用于对医疗卫生领域效率提升的研究,为相关学者提供参考,并运用 fsQCA 分析了我国区域医疗卫生资源配置效率的影响因素,探讨提高医疗卫生机构技术效率的四种可行途径,填补了有关医疗机构效率提高方面的研究空白。

第三,本书首次对全国 31 个省(区、市)中医医院和中西医结合医院运行效率进行比较分析,同时将总抚养比、病死率等环境指标运用到医院效率评价,为相关学者进行后续研究提供新的思路。

1.3.2　实践意义

第一,新形势下,本书对我国医疗卫生机构的运行状况进行审视与评价,不仅可以为我国医疗资源的合理配置和规划提供依据,还可以为各地区实现卫生事业高质量发展提供参考。

第二,本书利用模糊集定性比较分析的方法,总结我国医疗卫生机构资源配置效率提升的前因条件组合,有利于各省份结合实际情况,采取针对性措施改善资源配置现状。

第三,本书构建了我国中医医疗服务体系的综合评价指标,总结了新医改和党的十八大以来的改革成效,提出了关于发展中医药卫生事业的建设性意见。

1.4 研究内容与研究方法

1.4.1 研究内容

1. 我国医疗卫生机构运行效率的测度与评价

本书利用全国 31 个省（区、市）医疗卫生机构相关数据，运用三阶段 DEA 方法，在剔除人口密度、地区生产总值、总抚养比、病死率和财政拨款等环境变量后，评价其综合技术效率、纯技术效率和规模效率。三阶段我国医疗卫生机构的综合技术效率、纯技术效率和规模效率分别为 0.905、0.955 和 0.947。各地区综合技术效率排序为华中（0.996）＞华东（0.956）＞华南（0.913）＞华北（0.881）＞西南（0.880）＞西北（0.859）＞东北（0.843）。传统 DEA 与三阶段 DEA 模型测算的技术效率存在显著性差异，环境因素对各地区医疗卫生机构运营效率的影响较大。

从国家层面看，中央要正视我国医疗卫生机构的区域差异问题，合理规划我国医疗卫生资源，加强对医疗投资项目的绩效考核，防止过度扩张。从各省市政府层面看，各级政府不仅要注重培养新一代医药科技人才，还要提升医药高等院校的办学水平，完善医保制度，优化财政资金支出结构，从而保障医疗卫生机构的人才储备和外部运营环境。从医院层面看，医院要创新人才引进模式，制定有效的工作激励机制，提高医院的管理和技术水平。各级医院还要加强区域间协同合作，搭建市际医共体，通过人才交流和技术培训，将先进医疗经验向地方下沉，实现卫生资源的充分利用。

2. 我国医疗卫生机构运行效率的提升与优化

本书通过测度 2012—2017 年我国 31 个省（区、市）医疗卫生机构的全要素生产率，探讨其实现高质量发展的路径。2012—2017 年，我国医疗卫生机构综合技术效率变动、技术变动和全要素生产率分别为 0.998、0.967 和 0.965，这说明我国医疗卫生机构整体的运营状况良好，但技术水平尚未达到最优，全要素生产率还存在一定的提升空间。高技术效率的实现路径包括高死亡率和高财政拨款主导、高人口密度和高 GDP 主导。低抚养比和低财政拨款主导、低死亡率和低财政拨款主导是技术效率低下的主要原因。

通过案例比较发现，北京、上海、广东等地凭借其较高的经济发展水平和先进的医疗卫生技术，吸引了大量的高水平卫生技术人员，从而保障了其长期稳定的业务输出。而湖北、安徽、四川等地则通过适当的财政补贴和政策支持,也实现了卫生健康事业的高速发展。青海、云南、内蒙古等地的技术变动高于全国平均水准,但医院的管理和运营水平相对较弱。河南、江西、黑龙江等地在综合技术效率上表现较为突出,但技术变动相对较弱,需进一步创新人才引进模式,加大人才支持力度。

3. 我国中医医疗服务体系评价指标与绩效评估

本书以全国 31 个省(区、市)的中医类医院为研究对象,通过探索性因子分析法构建我国中医医疗服务体系的主要指标,并根据主成分得分值,结合 TOPSIS 法综合评价我国各省份中医医疗服务的发展水平。全国中医医疗服务体系发展呈现东强西弱、南优北劣的不平衡、不充分的现状。华北和华东地区在中医医疗服务收支能力方面普遍强于西北和西南地区。西南和西北地区的人均医疗资源强于中部和华南地区,但总体医疗资源弱于华东、华北地区。华东、华南和华中地区的中医医疗服务机构以较少的服务资源投入获得了较好的服务效果和较高的经济效益。

政府应当在政策与投入上加大对中医药服务事业的支持,注重对新一代中医药人才的培养,提升中医药高等院校的办学水平和教学实力,并由东部向中西部输送人才,增强中西部的医疗资源实力,由点及面,平衡东中西部医疗资源分配不均的问题,也可通过对口支援、医疗联合体、远程医疗服务,提高西部医疗服务能力。

4. 我国中医类医院运行效率的静态评价

本书对 2017 年全国 31 个省(区、市)中医类医院运行效率进行测度,以期为我国中医药卫生资源合理配置和规划提供参考。三阶段 DEA 结果显示,我国中医类医院的综合技术效率、纯技术效率和规模效率分别为 0.816、0.902 和 0.909,与一阶段相比,除规模效率下降 0.4%外,综合技术效率和纯技术效率分别上升 0.5%和 0.8%。各区域综合技术效率排序为:华中(0.942)>华东(0.914)>华南(0.869)>西南(0.831)>西北(0.786)>华北(0.674)>东北(0.669)。我国中医类医院运行效率整体表现一般,省际效率存在明显差异,环境因素对各地区中医类医院运行效率影响较大,需进一步优化医院的规模和管理水平。

5. 我国中医类医院运行效率的动态评价

本书运用 DEA-Malmquist 模型对 2012—2017 年我国 31 个省(区、市)中医类医院的运行效率进行分析。2012—2017 年,我国中医类医院全要素生产率变动(TFP)年均上升 0.4%,但规模报酬不变的省份占比逐年降低,东中西部地区效率值存在显著差异,且在 2012—2017 年间存在不同程度的降幅。样本期间我国中医类医院运行效率总体运行状况良好,但东部地区综合技术效率降幅明显,应重视规模水平和资源配置的退化。中部地区纯技术效率"塌陷"问题严重,但规模效率处于全国领先水平,改进方向应以优化资源配置、提高医院管理水平为重点。

6. 我国中医医院与中西医结合医院运行效率比较研究

本书对 2017 年全国 31 个省(区、市)中医医院和中西医结合医院运行效率进行比较分析,以期为我国中医药卫生资源合理配置提供参考。经三阶段 DEA 分析,我国中医医院和中西医结合医院的综合技术效率、纯技术效率和规模效率分别为 0.870、0.911、0.957 和 0.733、0.900、0.823。调整后各地区中医医院的综合技术效率均值排序为:西南(0.970)>华中(0.951)>华东(0.933)>华南(0.901)西北(0.880)>华北(0.725)>东北(0.686)。中西医结合医院各地区的综合技术效率排序为:西南(0.872)>华中(0.852)>华东(0.808)>华北(0.687)>华南(0.676)>东北(0.609)>西北(0.603)。一阶段 DEA 结果和三阶段 DEA 结果存在显著差异,本书所选取的环境变量对中医医院和中西医结合医院的运行效率影响较大。中医医院运行效率整体高于中西医结合医院。

7. 安徽省医疗卫生机构运行效率及影响因素分析

利用安徽省 16 个地级市 2013—2018 年的数据,本书运用 DEA-BCC 模型和 Malmquist 指数分析医疗卫生机构效率的变化,并在这一时期的基础上构建 Tobit 回归模型,分析外部环境因素对安徽省医疗卫生机构综合技术效率、纯技术效率和规模效率的影响。

2013—2018 年,安徽省医疗卫生机构的综合技术效率整体处于上升趋势,全要素生产率变动均值为 0.998,即年均下降 0.2%。外部环境因素对各医疗卫生机构效率的影响程度也不相同。安徽省在医疗卫生资源方面的配置呈向好发展态势,但仍未达到最优状态。低效率的医疗卫生机构主要面临投入过剩、产出能力弱、资源利用率偏低等问题。总体而言,安徽省医疗卫生机构存在管理能力不足、技术水平不足、规模配置失衡等问题。

8. 安徽省中医类医院与综合医院运行效率比较研究

通过 DEA-Malmquist 模型,本书根据 2007—2017 年《中国卫生和计划生育统计年鉴》与《全国中医药统计摘编》的面板数据,分析和评价安徽省中医类医院与综合医院的整体运行效率,进而总结新医改和党的十八大以来的改革成效。整体来看,新医改和党的十八大以后中医类医院的技术变动指数明显高于综合医院,这说明中医类医院在技术进步或技术创新绩效上相对优于综合医院。

中医类医院需进一步提高服务质量,改善收支结构,协同当地相关政策,创新中医药服务新业态,弘扬中医药文化。同时,高校还要创新中医药人才培养模式,推动中医药高等教育改革,从而保障中医医疗服务技术人才的储备。另外,建议每年进行医疗机构的效率评估,及时了解其发展状况,从而调整发展战略。

1.4.2　研究方法

1. 文献研究法

使用知识图谱的方法梳理中国医疗卫生资源配置的研究现状和研究脉络,运用 CiteSpace 对 1992—2021 年中国知网(CNKI)收录的 1370 篇源于中文核心期刊要目总览(北大核心)期刊、中文社会科学引文索引(CSSCI)期刊和中国科学引文数据库来源(CSCD)期刊的机构、作者、关键词共现、热点主题、突变词等进行全景式动态可视化分析。

2. 深度访谈法

遴选有关专家,以"中国医疗卫生资源配置效率"为议题,召开专家论证会,征询专家意见,记录会议讨论过程中专家提出的意见和研究方案,并对专家提出的建议进行归纳与总结,提炼出可行性方案。

3. 实证研究法

利用探索性因子分析法构建我国中医医疗服务体系的主要指标。运用三阶段 DEA 模型横向比较安徽省与其他省份在中医药服务投入与产出方面的运行效率;采用 DEA-Malmquist 模型对全国 31 个省(区、市)医疗卫生机构的全要素生产率进行动态评价;利用 fsQCA 对影响技术效率的决定因素进行构型分析,探析我国医疗卫生机构全要素生产率提升的路径。

1.5　研究技术路线

本书的研究技术路线如图 1.1 所示,以中国医疗卫生机构运行效率"测度评价—影响因素—路径优化"为逻辑链,旨在充分探讨:
(1) 中国医疗卫生机构运行效率测度与评价;
(2) 中医医疗服务体系评价指标与绩效评估;
(3) 安徽省医疗卫生机构运行效率测度与评价;
(4) 组态视角下中国医疗卫生机构运行效率的路径优化。

为了解决上述问题,本书将从理论和实践上进行剖析。

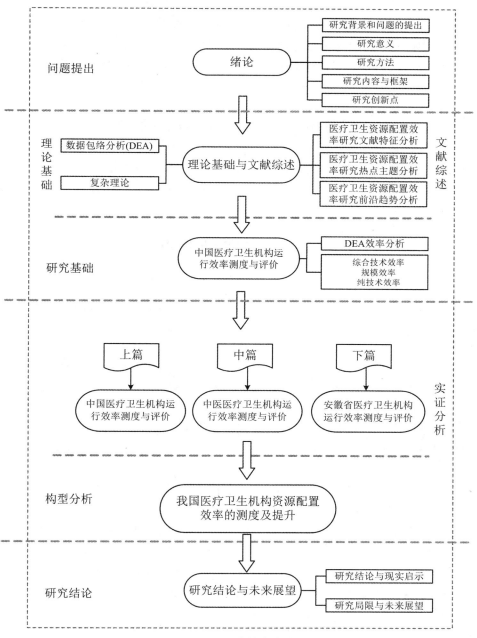

图 1.1 研究技术路线

1．研究重点

（1）运用三阶段 DEA 模型对中国医疗卫生机构运行效率进行客观评价。

（2）基于面板 Tobit 模型探索中国医疗卫生机构运行效率的影响因素。

（3）基于组态视角分析影响中国医疗卫生机构运行效率的前因条件组合。

2．研究难点

（1）中国医疗卫生机构划分的标准以及相关数据收集、整理和分析。

（2）中医医疗服务体系发展水平综合评价与比较。

（3）目前有关 fsQCA 的研究尚处于理论开发阶段，尚无相关软件可以对面板数据进行组态分析。

1.6　主要创新点

第一，首次将 fsQCA 方法应用于对医疗卫生领域效率提升的研究，得出提高医疗卫生机构技术效率的四种可行途径，填补了有关医疗机构效率提高方面的研究空白。

第二，首次对全国 31 个省（区、市）中医医院和中西医结合医院运行效率进行比较分析，丰富了医疗卫生资源配置研究的相关文献。

第三，运用三阶段 DEA 模型对我国中医类医院运行效率进行较为客观的评价，为我国中医药卫生资源合理配置和规划提供了参考。首次将总抚养比、病死率等环境指标引用到医疗卫生机构的效率评价，为相关学者后续研究提供了新的思路。

第四，为我国医疗资源合理配置和规划提供依据，还可以为各地区实现卫生事业高质量发展提供参考。

第五，总结我国医疗卫生机构资源配置效率提升的前因条件组合，有利于各省份结合实际情况，采取针对性措施改善资源配置现状。

第六，构建我国中医医疗服务体系的综合评价指标，总结新医改和十八大以来的改革成效，提出发展中医药卫生事业的建设性意见。

第 2 章　中国医疗卫生机构资源配置效率研究热点及前沿分析

2.1　文献来源与研究方法

2.1.1　文献来源与处理

为了能准确、客观地表述中国医疗卫生机构资源配置效率的研究情况,笔者通过 CNKI 数据库收集中文文献,以"医疗卫生资源"或"卫生资源"和"配置"为检索词,以"主题"为检索条件,人工筛选出 1370 篇文献。在这些文献中,中文文献主要来源于北大核心、CSSCI 和 CSCD,时间跨度为 1992—2021 年,时间切割设置为 1年,分别选择"作者""关键词"等作为知识单元,以 Refworks 格式导出可视化图谱。

2.1.2　研究方法

目前适合文献计量分析的软件有 CiteSpace、BibExcel、Pajek、VOSviewer 等,其中 CiteSpace 具有易操作性、中文数据适用性、知识图谱全面性等优点,在可视化分析领域被普遍使用。CiteSpace 基于普赖斯的科学前沿理论,结合体现结构性的共引分析和体现历史性的引证分析,创建了从知识基础映射到研究前沿的理论模型,目前被广泛应用于工程科技、医药卫生、人文哲学、经济管理等学科。本章通过绘制机构、作者和关键词的可视化图谱,并对热点主题、突变词等进行研究分析,整理我国医疗卫生资源配置效率的研究发展历程。

2.2 研究现状分析

2.2.1 文献发表年度趋势

本章运用计量可视化分析方法对筛选出的 1370 篇文献进行统计,其发表年度变化趋势如图 2.1 所示。1992—2021 年,关于医疗卫生资源配置效率的年度发文量虽然有所起伏,但整体呈现增长趋势,1999—2004 年呈单向下降趋势,2004 年的核心文章只有 11 篇,2008 年为 38 篇,2012 年为 49 篇,2016 年为 95 篇,2020 年为 75 篇。由图 2.1 可知,医疗卫生资源配置效率的研究热度在 2004—2017 年呈递增趋势,在 2017—2021 年有所下降。

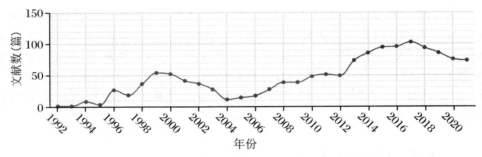

图 2.1 医疗卫生资源配置效率相关文献的发表年度变化趋势

2.2.2 研究机构分布及类型

设置 node types＝institution,其他选项设置为原始值。对第一作者所在单位进行可视化图谱分析,可以了解各单位之间的合作联系程度。从医疗卫生资源配置效率相关文献的发文机构分布看,华中科技大学、山东大学发文量较多,均超过 45 篇,其中华中科技大学的发文量已达到 59 篇;重庆医科大学、郑州大学、复旦大学等紧随其后,发文量均达到 32 篇;南京中医药大学、第二军医大学、四川大学等机构的发文量均超过 20 篇(图 2.2)。从研究机构的类型上看,目前医疗卫生机构资源配置效率研究的主力军是高校科研院所,如南方医科大学公共卫生学院等,而像中国疾病预防控制中心妇幼保健中心、上海市卫生局、中国医院管理杂志社等医疗机构、企事业研究力量较少。在 635 所发文机构中,高校科研院所有 380 家,占发文机构总数的 59.9%;事业单位有 157 家,占发文机构总数的 24.7%;医疗机构有 96 家,占发文机构总数的 15.1%;企业单位有 2 家,占发文机构总数的 0.3%。

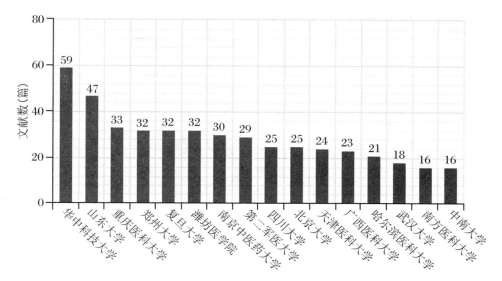

图 2.2　1992—2021 年医疗卫生资源配置效率研究机构分布(发文篇数≥16)

2.2.3　作者共现图谱分析

使用 CiteSpace 软件,在其他原始数值保持不变的情况下,设置以下参数:time slicing = 1992—2021,years per slice = 1,node types = author,selection criteria = top 50,并选择发表过 2 篇及以上文献的作者进行可视化分析,可得到 1992—2021 年医疗卫生资源配置效率研究领域核心作者的可视化图谱(图 2.3)。

整体来看,除了发文量较多的作者具有明显的合作网络外,其余作者之间的关系并不是十分密切。从发文量来看(表 2.1),居于前列的作者有张鹭鹭(20 篇)、王耀刚(17 篇)、田庆丰(13 篇)、孙长青(12 篇)、张馨予(11 篇)、冯启明(10 篇)等。另外,也有部分具有代表性的合作网络,如以张鹭鹭为主要带头人,连接胡善联、孙金海、雷海潮等作者形成的密切合作网络;以何群、何易洲、张永慧、夏英华、曹蓉、陈昭悦等为主的明显合作网络。从文献发表之时起,何群(1992 年)、何易洲(1992 年)、夏英华(1992 年)、曹蓉(1992 年)、张永慧(1992 年)、陈昭悦(1992 年)、文武(1992 年)等是较早对该领域进行深入研究的学者。

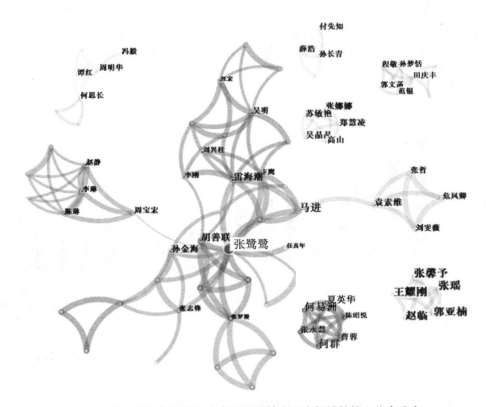

图 2.3　1992—2021 年医疗卫生资源配置效率研究领域的核心作者分布

表 2.1　1992—2021 年医疗卫生资源配置效率研究领域的核心作者发文量

排名	发文量	作者	所属机构	排名	发文量	作者	所属机构
1	20	张鹭鹭	第二军医大学	9	9	赵临	天津医科大学
2	17	王耀刚	天津医科大学	10	9	周明华	泸州市人民医院
3	13	田庆丰	郑州大学	11	9	扎西达瓦	西藏大学医学院
4	12	孙长青	郑州大学	12	8	钟晓妮	重庆医科大学
5	11	张馨予	天津医科大学	13	7	罗力	复旦大学
6	10	冯启明	广西医科大学	14	7	郑文贵	潍坊医学院
7	9	马进	上海交通大学	15	7	吴晶晶	南京中医药大学
8	9	金春林	上海市医学科学技术情报研究所	16	6	胡善联	复旦大学
				17	6	李志广	安徽中医药大学

2.2.4　关键词共现分析

关键词可以高度概括文献的主要内容和主题,在 CiteSpace 中,出现频率高、中介中心性高的关键词更能直接反映研究领域的热点话题。设置其他选项为默认值,节点类型选择为关键词,可得出关键词可视化图谱(图 2.4)。节点越大说明关键词出现的次数越多,关键词"卫生资源"出现的频次高达 366 次,所以在图中显示的节点最大。除此之外,以"卫生资源"为中心,出现频次较高的关键词有公平性、基尼系数、资源配置、配置、泰尔指数、医疗资源、效率、合理配置等,都是医疗卫生资源配置效率领域的研究热点。

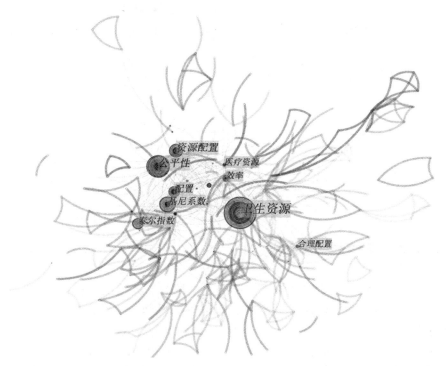

图 2.4　1992—2021 年我国医疗卫生资源配置效率研究的关键词共现视图

中介中心性是衡量网络中节点重要性的指标之一,当关键词的中介中心性大于 0.1 时,认为该关键词在图谱中处于相对重要的位置。关键词中,中介中心性较高的关键词为卫生资源配置(0.77)和卫生资源(0.62)(表 2.2),其他关键词的中介中心性依次是公平性(0.42)、资源配置(0.31)、区域卫生规划(0.17)、公共卫生规划(0.06)、卫生人力资源(0.05)、医疗卫生资源(0.05)、DEA(0.05)、医疗卫生资源配置(0.05)、基尼系数(0.04)、泰尔指数(0.04)等。该研究领域中,中介中心性大于 0.1 的关键词共有 5 个,说明这些关键词具有显著影响力,常被视为连接高频关键词的重要中介。

表 2.2　1992—2021 年医疗卫生资源配置效率研究领域的热点关键词

排名	高频关键词	出现频次	初现年	排名	高中心性关键词	中介中心性	初现年
1	卫生资源配置	366	1993	1	卫生资源配置	0.77	1993
2	卫生资源	243	1994	2	卫生资源	0.62	1994
3	公平性	240	2005	3	公平性	0.42	2005
4	基尼系数	133	2007	4	资源配置	0.31	1996
5	泰尔指数	109	2010	5	区域卫生规划	0.17	1996
6	区域卫生规划	101	1996	6	公共卫生规划	0.06	2005
7	资源配置	89	1996	7	卫生人力资源	0.05	2003
8	卫生人力资源	65	2003	8	医疗卫生资源	0.05	1995
9	社区卫生服务	49	1998	9	DEA	0.05	2013
10	医疗卫生资源	40	1995	10	医疗卫生资源配置	0.05	1995
11	数据包络分析	39	2010	11	基尼系数	0.04	2007
12	洛伦兹曲线	34	2013	12	泰尔指数	0.04	2010
13	焦聚度	30	2015	13	焦聚度	0.03	2015

2.2.5　研究热点主题分析

为准确把握医疗卫生资源配置效率研究领域的总体特征,笔者对该研究领域的热点主题进行分析。首先节点类型选择关键词,其他选项设置为原始值,然后对关键词进行聚类,得到 1992—2021 年医疗卫生资源配置效率研究关键词的可视化图谱(图 2.5)。在图谱左上方会显示模块值(Q 值)和平均轮廓值(S 值),通过这些数值可以反映图谱的信用和效用程度,当 Q 值大于 0.3,S 值大于 0.5 时,一般表明聚类合理。如图 2.5 所示,Q 值为 0.5916,S 值为 0.869,均大于临界值,所以 1992—2021 年我国医疗卫生资源配置效率研究关键词聚类结果的信度较高。

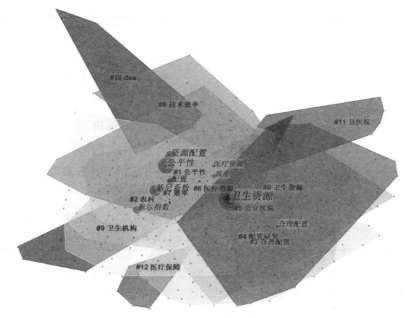

图2.5　1992—2021年医疗卫生资源配置效率研究关键词聚类视图

size 表示聚类大小与容量,当类团数量小于 10 个时,表示类团效果比较差。silhouette 指平均轮廓值,表示一个类团内部之间的紧密程度和成员间的同质性,当平均轮廓值大于 0.7 时,通常被认为类团内部的紧密程度良好,成员之间类似,则聚类成功;当平均轮廓值为 1 时,则聚类效果最好。如表 2.3 所示,聚类大小均远大于 10,且平均轮廓值均大于 0.7,所以我国医疗卫生资源配置效率领域关键词聚类的效果较好,类团内部较紧密。

表2.3　医疗卫生资源配置效率领域的关键词聚类分布

聚类序号	聚类标签	聚类大小	平均轮廓值	代 表 性 关 键 词
♯0	卫生资源配置	93	0.847	数据包络分析、区域性差异、效率评价、洛伦兹曲线
♯1	公平性	87	0.838	泰尔指数、基尼系数、焦聚度、卫生保健公平提供
♯2	效率影响因素	68	0.899	Malmquist 指数法、全要素生产率、技术效率、规模效率

聚类序号	聚类标签	聚类大小	平均轮廓值	代 表 性 关 键 词
♯3	区域卫生规划	60	0.834	农村卫生工作、社区卫生服务、预防保健、卫生事业发展
♯4	卫生人力资源	52	0.831	基层医疗机构、基层卫生人员、城乡医疗资源配置、var模型
♯5	乡镇卫生院	49	0.878	医疗保险、卫生技术人员、卫生执法监督、期望寿命
♯6	医疗卫生服务	37	0.811	综合效率、全要素生产率指数、报酬递增、医学装备管理

根据聚类分析得出,我国 CNKI 数据库中北大核心、CSSCI 和 CSCD 中关于我国医疗卫生资源配置效率的高频关键词主要体现在四个方面,整体来看,该领域相关研究可被划分为四大类研究主题。

第一,在医疗卫生机构运行效率层面,代表性关键词有区域公平、数据包络分析、洛伦茨曲线、区域性差异、医疗保险制度改革、家庭医生制度以及卫生管理等。学者研究中医类医疗卫生资源配置效率问题(陈聚祥等,2016;张昕男等,2017;杨雨晨等,2019)发现,从数据包络分析横向评估来看,卫生资源配置效率存在地区差异;从数据包络分析纵向评估来看,在经济发展较好地区,我国中医类医疗机构的卫生资源配置差异性逐渐呈平缓趋势,卫生机构的规模和数量起到的作用逐渐减小。这说明我国提高卫生资源配置效率的重心应放在经济较落后地区,应加大对中西部地区的财政支持和人员技术支持。我国中医类医疗卫生机构在未来的发展中,不仅要注重医疗水平、医疗设备的改进,也要兼顾人员素质、管理制度的提高和完善,促进医院的高质量发展。

第二,在医疗卫生资源配置效率影响因素层面,其代表性关键词有 Malmquist 指数法、全要素生产率、综合技术效率和规模效率等。根据学者研究发现(李慧君等,2013;丁敬美等,2017),虽然我国医疗卫生技术已取得较大进步,但当前我国各地区综合技术效率有效的比例仍然较低,其主要原因在于各地医疗卫生机构投入过多而产出不足。同时,人均收入偏低和改革试点不稳定等因素对综合技术效率也有显著影响。另外,在剔除环境变量(人口密度、地区生产总值、总抚养比、病死率以及财政拨款)和随机干扰因素后发现(李志广,孔爱杰等,2020),我国中医类医院运行效率整体表现一般,省际效率存在明显差异,环境因素对各地区中医类医院运行效率影响较大,需进一步优化医院规模和管理水平。上述学者皆认为,环境因素是导致各地区医疗卫生机构运营效率产生差异的主要原因,对此,促进医疗卫生服务综合技术效率的提升,成为我国医疗卫生机构优化资源配置效率的关键。

第三,在医疗卫生资源配置公平性层面,其代表性关键词有泰尔指数、基尼系数、焦聚度以及卫生保健公平提供等。运用基尼系数、泰尔指数等定量方法(杨展等,2017;雷鹏等,2019;王玥月等,2019),分析得出我国区域间基层卫生资源分配不合理问题较为突出,主要原因在于机构、床位、护士、执业(助理)医师、卫生技术人员等指标在同一区域内有较大的数量差距。有学者发现新医改政策对我国医疗卫生资源配置起到了一定的促进作用(宋宿杭等,2017),缩小了卫生资源配置的地区性差异,提高了配置公平性。

第四,有学者从区域卫生规划层面对医疗卫生资源配置进行研究(闫凤茹,2010;邹钦培等,2014),代表性关键词有社区卫生服务、卫生事业发展等。从众学者的研究中发现:① 我国卫生资源分配总量不足,并且长期存在区域间经济发展落差,导致城乡之间、南北之间、东西之间的资源配置差异较大;② 我国卫生资源大多分布在一二线城市或城市的主城区,分配至经济落后地区的资源十分有限,且这种差异的不平等现状同时存在;③ 东部地区在卫生技术人员、病床等资源的配置方面优于中、西部地区(闫凤茹等,2010)。因此,提升区域间卫生资源合理配置效率有利于促进我国卫生资源的合理分配。

2.2.6　研究前沿趋势分析

通过绘制突变词图谱,能够了解和掌握每个阶段我国医疗卫生资源配置领域的研究热点,并根据现有研究的变化来探索未来的研究热点与研究趋势。设置参数为原始数值,运行 frequency burst history 功能,结果生成为 1992—2021 年检索的关于 1370 篇文献的突变性关键词列表(图 2.6),以此可分析我国不同时期医疗卫生资源配置效率研究领域的热点话题。

2000 年,国务院办公厅转发国务院体改办等八部门《关于城镇医药卫生体制改革的指导意见》,有关部门出台了一系列配套文件,预示着 21 世纪初叶中国卫生管理体制改革将有新的突破。所以在 1992—2003 年,卫生管理体制、卫生事业、卫生服务体系等关键词代表着我国医疗卫生资源配置效率领域的前沿趋势。在研究初期,受国外医疗卫生事业发展的影响,我国出现了一批研究卫生服务体系、卫生制度改革等前沿主题的文献。然而,该阶段对卫生资源的研究往往是一个模糊的宽泛概念,缺乏对某个具体领域和定量分析方法的研究。

2008—2016 年,资源配置、均等化等成为该领域的突变性关键词。“十二五”规划时期,我国医疗卫生领域面临的深层次的结构性矛盾和问题仍旧突出,中央和地方政府重视扶持农村卫生工作并给予重大的经济支持。但是,我国医疗卫生资

关键词	年份	长度	开始	结束	1992—2021年
卫生管理体制	1992	4.52	1993	2001	
合理配置	1992	9.02	1994	2000	
卫生事业	1992	5.44	1994	2000	
医疗卫生机构	1992	5.6	1995	2001	
卫生事业发展	1992	8.61	1996	1999	
初级卫生保健	1992	5.71	1996	2001	
区域卫生规划	1992	37.61	1997	2003	
卫生服务体系	1992	7.93	1997	2000	
医疗保障制度改革	1992	4.37	1997	1998	
社区卫生服务	1992	6.63	1998	2002	
卫生资源利用	1992	6.45	1999	2003	
病床使用率	1992	5.8	1999	2002	
配置标准	1992	4.42	2002	2011	
资源配置	1992	6.89	2008	2011	
洛伦兹曲线	1992	4.6	2008	2013	
均等化	1992	4.32	2010	2016	
卫生人力资源	1992	8.12	2012	2015	
公平性	1992	18.09	2013	2021	
数据包络分析	1992	5.56	2014	2017	
泰尔指数	1992	18.36	2015	2021	
基尼系数	1992	10.95	2015	2021	
洛伦兹曲线	1992	7.95	2015	2021	
分级诊疗	1992	6.79	2016	2021	
集聚度	1992	8.29	2017	2021	
全科医生	1992	4.3	2018	2021	

图 2.6　1992—2021 年医疗卫生效率配置研究领域突变性关键词

源配置过度追求经济效益,财政支持缺乏,导致结构失衡,这一阶段的相关研究主要针对欠发达地区的剖析,分析自上而下的决策机制和市场化程度因素对公平性和效率等的影响。

2013—2021 年,公平性、泰尔指数、基尼系数、洛伦兹曲线、焦聚度成为该领域的新话题。自改革开放以来,我国大部分学者多聚焦医疗卫生资源配置的基层视角或某个省、某个地区的研究,对全国层面的研究较少,缺乏一定的代表性和适用性,且该领域的结论众多,观点不一。为实现"十四五"规划提出的民生福利达到新水平、基本公共服务均等化水平显著提升的主要经济社会目标,学者运用 DEA、Malmquist 指标等定量分析方法,对我国 31 个省(区、市)的医疗资源配置效率进行动态分析,涵盖基层卫生机构、中医类卫生机构、中西医类医院、综合医院等领域。

2.3　研究结论与未来展望

　　本章运用文献计量分析工具 CiteSpace，分析 1992—2021 年近 30 年 CNKI 数据库中关于中国医疗卫生机构资源配置效率研究的文献，整理了我国医疗卫生资源配置领域关于机构、作者合作、热点主题等动态情况和发展趋势。研究发现，虽然国内医疗卫生资源配置效率研究的年度发文量呈稳步上升趋势，已经形成了若干核心作者群、核心研究机构，但彼此间的合作相对松散，作者间的交流合作有待加强，且研究区域具有局限性，研究结论不一。我国医疗卫生机构资源配置效率整体不高，且存在地区间差异，如城市高于农村、东部高于西部、南方高于北方；卫生资源配置的地理公平性弱于人口公平性，综合技术效率和规模效率降低是制约全要素生产率提升的因素。

　　综上所述，医疗卫生机构资源配置效率的研究主题演变主要存在以下几个趋势：

　　(1) 卫生资源主要集中在经济发达地区或者城市内的主城区，而农村的卫生资源却极其有限，中医医院运行效率整体高于中西医结合医院。

　　(2) 重点关注综合技术效率和规模效率等因素对各地医疗卫生机构资源配置效率的影响。

　　(3) 很少有学者提出应该如何改善医疗卫生资源配置存在差异性的局面，这将成为未来研究的热点之一。

　　(4) 国家制度、政策变化引领医疗卫生机构资源配置效率研究的发展方向。

　　未来的研究可以通过模糊集定性比较分析的方法研究影响医疗卫生机构资源配置效率提升的前因条件组合。同时，还可以运用多时段定性比较分析的方法，采取 Pooled QCA 的处理技术，比较医疗卫生机构高效运营的演化路径，从而提出资源配置效率提升的路径与方案。

上　篇

中国医疗卫生机构运行效率测度与评价

第3章 我国医疗卫生机构运行效率的测度与评价

3.1 数据来源与研究方法

3.1.1 数据来源

本章数据来源于《中国卫生和计划生育统计年鉴(2018)》和《中国统计年鉴(2018)》。研究对象为31个省(区、市)的医疗卫生机构,具体包括医院、基层医疗卫生机构、专业公共卫生机构和其他医疗卫生机构。

3.1.2 研究方法

数据包络分析(data envelopment analysis,DEA)是 Charnes、Cooper 和 Rhodes 在1978年提出的一种非线性规划模型。在实践中,DEA 被广泛应用于银行、农业、交通、医疗、能源、教育等诸多领域(赵颖波等,2018)。本章采用 Fried 等(2002)提出的三阶段 DEA 模型来剖析我国医疗卫生机构的运行效率,克服了传统 DEA 模型的缺陷,同时剔除了环境变量、随机干扰以及管理无效率等因素对我国医疗卫生机构效率的影响,从而使结果更加准确可靠(Fried et al.,2002)。

第一阶段采用投入导向的 BCC 模型(由 Banker、Charnes 和 Cooper 于1984年提出,是规模收益可变假设下的径向 DEA 模型)来计算各地区医疗卫生机构的综合技术效率(technical efficiency,TE)、纯技术效率(pure technical efficiency,PTE)和规模效率(scale efficiency,SE),并且综合技术效率=纯技术效率×规模效率。当综合技术效率=1,表示该决策单元技术有效且处于技术前沿面上;当综合技术效率<1,表示该决策单元尚未达到生产前沿面,此时 DMU(decision making unit,即决策单元)的投入/产出效率无效。

第二阶段采用随机前沿方法(stochastic frontier approach,SFA)过滤掉环境因素与管理无效率的影响,使所有决策单元处于相同的外部环境,然后将第一阶段

分析得到的投入冗余作为被解释变量,将环境变量和混合误差项作为解释变量。建立的 SFA 模型如下:

$$S_{ni} = f(Z_i, \beta_n) + V_{ni} + \mu_{ni}, \quad i = 1, 2, \cdots, I; n = 1, 2, \cdots, N$$

其中,S_{ni} 是第 i 个决策单元第 n 项投入的松弛值;Z_i 是环境变量,β_n 是环境变量的系数;$V_{ni} + \mu_{ni}$ 是混合误差项,V_{ni} 表示随机干扰,μ_{ni} 表示管理无效率。$V \sim N(0, \sigma_v^2)$ 是随机误差项,表示随机干扰因素对投入松弛变量的影响;μ 是管理无效率,表示管理因素对投入松弛变量的影响,假设其服从在零点截断的正态分布,即 $\mu \sim N^+(0, \sigma_v^2)$。

第三阶段同样采用传统 DEA-BCC 模型,将调整后的投入数据输入 DEAP 2.1 软件,再次测算各决策单元的综合技术效率、纯技术效率和规模效率,此时的效率已经剔除了环境因素和随机因素的影响,是相对真实准确的。

3.1.3　指标选取

DEA 的关键在于对投入和产出指标的筛选,不同指标组合使得评价结果存在一定的差异。通过文献回顾发现,投入指标一般分为人力、物力和财力三个方面(曾雁冰等,2019),人力往往包括职工总数、卫生技术人员、医师数等指标,物力一般特指设备和固定资产,财力主要包括医疗成本、管理费用和业务支出等。而产出指标总体可分为收入和治疗效果两个方面,且治疗效果一般采用门急诊人次、入院人数、出院人数等指标测量。基于国内外文献分析以及指标的可获得性,本书最终选取卫生技术人员数、实际床位数和总资产作为投入指标(Li et al.,2014;尹刚等,2019;李萌等,2019;张玥,2018),选取诊疗人次、入院人数和医疗收入作为产出指标(李颖菲等,2019;李志广等,2019;Kirigia et al.,2013)。为满足分离假设,环境变量需要选用对企业经营效率有影响但又不可主观控制的因素(徐书彬等,2019)。结合医疗卫生机构的自身发展特点,本书选取城市人口密度、地区生产总值、总抚养比、病死率和财政拨款作为环境变量(Varabyova et al.,2013;刘芹等,2019;林凯等,2017)。描述性统计如表 3.1 所示,实际床位数、卫生技术人员和总资产的标准差较大,说明我国各地区医疗资源配置差异较大,而诊疗人次和医疗收入的极差更加反映了地区之间医疗服务实力的悬殊。

表 3.1　投入、产出和环境变量指标的描述性统计

指标	变　　量	均值	标准差	最小值	最大值
投入	实际床位数(千张)	256.137	160.244	16.103	584.812
	卫生技术人员数(千人)	289.62	179.705	16.526	707.491
	总资产(亿元)	1398.729	845.395	96.618	3213.437

续表

指标	变　　量	均值	标准差	最小值	最大值
产出	诊疗人次（百万次）	263.971	202.776	15.996	836.202
	入院人数（百万人）	7.883	5.264	0.332	18.253
	医疗收入（亿元）	1192.752	819.753	65.543	3534.59
环境变量	城市人口密度（人/平方公里）	2796.581	1080.510	1144.000	5515.000
	地区生产总值（亿元）	27327.100	21826.120	1310.920	89705.230
	总抚养比	38.454%	5.677%	28.340%	47.260%
	病死率	0.423%	0.297%	0.100%	1.300%
	财政拨款（亿元）	204.362	113.994	47.262	616.590

3.2　结　　果

3.2.1　相关性分析

运用 DEA 模型时,需要进一步检验投入指标与产出指标之间的相关性,即两者是否能互相影响。从估计的相关系数结果来看,所有投入指标和产出指标的相关性均大于 0.700,且在 0.010 水平上显著相关,说明投入指标与产出指标具有较高的相关性,符合 DEA 模型对数据的同向性要求。投入指标与产出指标的 Pearson 相关矩阵如表 3.2 所示。

表 3.2　投入、产出指标的相关性分析

	实际床位数	卫生技术人员	总资产	诊疗人次	入院人数	医疗收入
实际床位数	1					
卫生技术人员	0.957**	1				
总资产	0.892**	0.964**	1			
诊疗人次	0.861**	0.955**	0.961**	1		
入院人数	0.990**	0.949**	0.882**	0.862**	1	
医疗收入	0.764**	0.889**	0.961**	0.938**	0.759**	1

注:** 表示在 0.010 水平上显著相关。

3.2.2 第一阶段:基于原始数据的 BCC 模型分析

运用 DEAP 2.1 软件,假设规模报酬可变,通过投入导向的 BCC 模型对 2017 年我国 31 个省(区、市)医疗卫生机构的综合技术效率、纯技术效率以及规模效率进行测度。表 3.3 显示,我国医疗卫生机构总体综合技术效率、纯技术效率和规模效率分别为 0.910、0.944 和 0.964,并且另有 10 个省份实现规模报酬不变,15 个省份处于规模报酬递增,仅有 6 个省份呈现规模报酬递减的现象,这说明全国医疗卫生机构整体运行良好,管理水平和规模报酬均有了很大改善。具体而言,北京、上海、浙江、江西等 9 个省份的综合技术效率均为 1;天津、河北、江苏等 11 个省份综合技术效率为 0.900～1;辽宁、黑龙江等 6 个省份紧跟其后,综合技术效率为 0.800～0.900;山西、内蒙古等 5 个省份表现较差,综合技术效率为 0.700～0.800。

表 3.3 传统 DEA 模型结果

省份	综合技术效率	纯技术效率	规模效率	规模报酬
北京	1.000	1.000	1.000	—
天津	0.902	0.967	0.933	irs
河北	0.954	0.957	0.997	drs
山西	0.744	0.762	0.977	irs
内蒙古	0.701	0.724	0.968	irs
辽宁	0.875	0.878	0.997	irs
吉林	0.791	0.813	0.973	irs
黑龙江	0.825	0.839	0.984	irs
上海	1.000	1.000	1.000	—
江苏	0.932	0.989	0.943	drs
浙江	1.000	1.000	1.000	—
安徽	0.934	0.950	0.984	drs
福建	0.888	0.899	0.988	irs
江西	1.000	1.000	1.000	—
山东	0.903	1.000	0.903	drs
河南	1.000	1.000	1.000	—
湖北	0.962	1.000	0.962	drs

省份	综合技术效率	纯技术效率	规模效率	规模报酬
湖南	1.000	1.000	1.000	—
广东	1.000	1.000	1.000	—
广西	1.000	1.000	1.000	—
海南	0.803	0.938	0.856	irs
重庆	1.000	1.000	1.000	—
四川	0.997	1.000	0.997	drs
贵州	0.936	0.955	0.980	irs
云南	0.962	0.962	1.000	—
西藏	0.792	1.000	0.792	irs
陕西	0.876	0.881	0.994	irs
甘肃	0.919	0.931	0.987	irs
青海	0.741	0.880	0.841	irs
宁夏	0.849	0.994	0.855	irs
新疆	0.933	0.944	0.988	irs
平均	0.910	0.944	0.964	

注:irs 为规模报酬递增;drs 为规模报酬递减;—为规模报酬不变。

由于以上结果并未考虑外部环境变量的影响,所以并不能真实反映我国卫生医疗机构的实际运行效率。因此,需要排除外部环境变量等因素,重新对综合技术效率进行测度与评价(徐凯等,2019)。

3.2.3　第二阶段:基于 SFA 回归对环境变量分析和投入变量的调整

运用 Frontier 4.1 软件,将 3 个投入变量的松弛变量作为被解释变量,将选取的 5 个环境变量作为解释变量,进行 SFA 回归分析,结果如表 3.4 所示。

表 3.4 显示,广义单边似然比检验在 0.01 水平上显著,说明测量各地区医疗卫生机构的综合技术效率时,对环境变量进行剥离是合理和必要的。另外,3 个变量的 γ 值均为 1.000,说明实际床位数、卫生技术人员和总资产的冗余均由管理无效率所导致(罗颖等,2019)。从回归结果来看,总抚养比对医疗卫生服务机构的运行效率有促进作用,且均在 1% 显著性水平上通过检验,可能的原因是人口老龄化加剧了总抚养比,从而提高了医院的接诊频率,导致相同的医疗资源带来更多的医

疗产出。鉴于住院人数增加,高病死率意味着病死人数的增加,从而延长了总住院时间,使治疗费用增加,最终导致医院的医疗收入增加,医院的投入产出比提高,从而正向促进我国医疗卫生服务机构的运行效率。另外,财政拨款的增加会导致实际床位数、卫生技术人员的松弛变量减少,会对医疗卫生机构效率产生正向影响,有利于提高我国医疗卫生服务机构的综合技术效率。

表 3.4　SFA 回归分析结果

	实际床位数松弛变量	卫生技术人员松弛变量	总资产松弛变量
常数项	25.160***	17.980***	214.000***
	−25.051	−19.063	12.478
城市人口密度	−0.498	5.980***	3.494
	−0.634	5.638	0.232
地区生产总值	5.440***	0.217	−8.943
	7.200	0.148	−0.600
总抚养比	−0.670***	−0.920***	−4.600*
	−5.095	−5.830	−1.498
病死率	−13.900***	−10.550***	−16.193
	−9.735	−5.906	−0.600
财政拨款	−9.700***	−6.040***	1.722
	−9.785	−11.089	0.060
σ^2	947.760	606.901	20578.042
1.000 γ		1.000	1.000
对数似然函数	−130.389	−120.742	−174.873
单边似然比检验	14.757	16.374	17.837

注:* 表示 $P<0.1$,** 表示 $P<0.05$,*** 表示 $P<0.01$。

3.2.4　第三阶段:基于调整后投入与产出数据的 DEA-BCC 模型分析

将调整后的实际床位数、卫生技术人员和总资产 3 个投入指标与原始产出指标结合,再次进行 DEA 效率的分析,发现我国医疗卫生机构的综合技术效率、纯技术效率和规模效率分别为 0.905、0.955 和 0.947。这意味着在剔除外部环境变量和管理无效率的影响后,我国医疗卫生机构综合技术效率降低是规模效率下降导致的,而非纯技术效率,这进一步验证了我国医疗卫生机构的发展应由规模扩张向高水平医疗管理转变的决策科学性。

如图 3.1 所示,四川省较调整前发生微弱改变,技术有效且处于技术前沿面。天津、江苏、湖北 3 个省份在剔除外部环境变量以及管理无效率之后,综合技术效率上升最为明显。西藏在调整前后综合技术效率之间差值(0.279)最大,表明该省医疗卫生机构受外界环境干扰最为强烈。

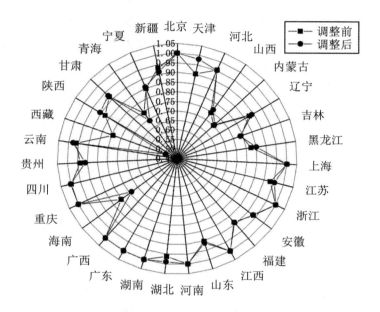

图 3.1　医疗卫生机构三阶段 DEA 调整前后综合技术效率变化

接下来,笔者基于区域视角,整体评价 2017 年我国医疗卫生机构的运行状况。表 3.5 描述的是我国七大区域三阶段 DEA 调整前后的效率比较,需说明的是,本小节统计范围是我国除港澳台之外的 31 个省(区、市),并按照中国地理区划分为七大区域,分别是东北(辽宁、吉林、黑龙江)、华东(上海、江苏、浙江、安徽、福建、江西、山东)、华北(北京、天津、河北、山西、内蒙古)、华中(河南、湖北、湖南)、华南(广东、广西、海南)、西南(重庆、四川、贵州、云南、西藏)和西北(陕西、甘肃、青海、宁夏、新疆)。

调整后的结果显示,2017 年我国医疗卫生机构的综合技术效率较高,平均值达到 0.905,各地区综合技术效率均值排序为:华中(0.996)＞华东(0.956)＞华南(0.913)＞华北(0.881)＞西南(0.880)＞西北(0.859)＞东北(0.843),说明各地区之间存在差异。如图 3.2 所示,华中地区医疗卫生机构的整体运行效率在调整前后一直处于最优水平,西南地区综合技术效率调整前后差距最大,这是因为西藏的医疗卫生机构受环境变量的影响程度大所致。

表3.5　医疗卫生机构三阶段DEA调整前后效率情况

地区	综合技术效率		纯技术效率		规模效率	
	调整前	调整后	调整前	调整后	调整前	调整后
东北	0.830	0.843	0.843	0.872	0.985	0.966
华东	0.951	0.956	0.977	0.978	0.974	0.978
华北	0.860	0.881	0.882	0.901	0.975	0.975
华中	0.987	0.996	1.000	1.000	0.987	0.996
华南	0.934	0.913	0.979	0.972	0.952	0.935
西南	0.937	0.880	0.983	0.986	0.954	0.894
西北	0.864	0.859	0.926	0.962	0.933	0.895
平均	0.910	0.905	0.944	0.955	0.964	0.947

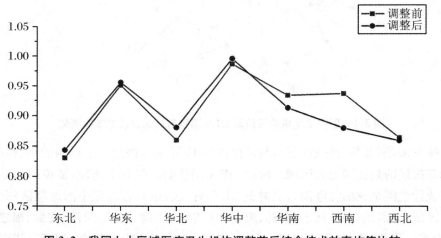

图3.2　我国七大区域医疗卫生机构调整前后综合技术效率均值比较

此外,东北、华东、华北和华中地区的医疗卫生机构在调整后其综合技术效率均呈现上升趋势,而华南、西南和西北地区却出现大幅下降,这主要是由于华东和华北地区相对于西北和西南地区经济发展迅猛,可支配收入增多,居民消费能力变强,客观上为其医疗卫生事业发展提供了经济基础。同时,华东和华北地区在教育事业和对外交流方面也强于西北和西南地区,从而使人才聚集,医疗机构数量和医疗技术水平不断提高,为其提供了一定的人才和技术储备。另外,华北和华东地区在医疗财政拨款方面,其规模和比例大多高于西北和西南地区,这又进一步扩大了地区之间的差距,从而造成华南、西南和西北地区医疗卫生机构运行效率前后下降的现象。

3.3　总结与讨论

现有文献常用传统 DEA 方法进行效率评估,但无法识别外部环境变量对决策单元效率测度的影响(梅国平等,2019;陈升等,2019)。本章运用三阶段 DEA 方法,将环境因素及其他随机因素纳入到模型中,然后利用松弛变量中包含的信息对投入变量进行调整,从而更准确真实地反映我国医疗卫生机构的效率水平。结果表明:

(1)虽然 2017 年我国医疗卫生机构整体运行效率处于较高水平,但各省间效率差距较大。31 个省(区、市)中仅有 10 个省份的效率状态达到最优,16 个省份的纯技术效率和规模效率均未达到有效,表明我国医疗卫生机构资源浪费现象和规模报酬不足的问题依然存在。

(2)在分析环境变量对投入产生的影响时,总抚养比和病死率的系数为负值,则表明二者数据的增大会带来投入松弛变量的降低,即产出的提升,对医疗卫生机构效率产生正向影响。这是因为人口老龄化已成为我国社会的常态,总抚养比和老年抚养比的快速攀升,为医疗卫生机构带来了更多的服务机会(贺丹等,2019)。另外,财政拨款对医疗卫生机构效率的提升得到了部分验证,这是因为财政拨款对实际床位数松弛变量和卫生技术人员松弛变量有负向显著作用,而对总资产松弛变量无明显作用。然而,地区生产总值和城市人口密度对医疗卫生机构效率的影响没有得到充分验证,这说明各地区经济发展和城市人口的扩张对医疗卫生机构的效率影响很小,并不会直接促进其综合技术效率的提升。

(3)三阶段 DEA 调整后我国医疗卫生机构的综合技术效率、纯技术效率和规模效率分别为 0.905、0.955 和 0.947。各地区综合技术效率排序为华中(0.996)>华东(0.956)>华南(0.913)>华北(0.881)>西南(0.880)>西北(0.859)>东北(0.843)。

为提高非 DEA 有效的医疗卫生机构的运营效率,笔者提出以下改进意见:

(1)中央要正视我国医疗卫生机构的区域差异问题,合理规划我国医疗卫生资源,加强对医疗投资项目的绩效考核,防止过度扩张。同时还要明确各级各类公立医疗卫生机构的建设数量和规模,加强内涵建设,强化上下联动与分工协作。并且,还要整合各级医疗卫生机构的服务功能,推进分级诊疗,为群众提供系统、连续、全方位的医疗卫生服务。

（2）各级政府不仅要注重新一代医药科技人才的培养，还要提升医药高等院校的办学水平（李志广，张薇等，2020），完善医保制度，优化财政资金支出结构，从而保障医疗卫生机构的人才储备和外部运营环境。

（3）医院要创新人才引进模式，制定有效的工作激励机制，提高医院的管理和技术水平。各级医院还要加强区域间协同合作，搭建市际医共体，通过人才交流和技术培训，将先进医疗经验向地方下沉，实现卫生资源的充分利用。

第4章 我国医疗卫生机构资源配置效率的测度及提升

4.1 数据来源与研究方法

4.1.1 数据来源

本章数据来源于 2012—2017 年的《中国卫生和计划生育统计年鉴》和《中国统计年鉴》。研究对象为 31 个省(区、市)的医疗卫生机构。

4.1.2 研究方法

本章采用 Fare 等(1994)提出的 DEA-Malmquist 模型来测度我国医疗卫生机构的全要素生产率,它克服了传统 DEA 模型静态评价的缺陷,通过面板数据动态反映我国医疗卫生机构在不同时期全要素生产率的变化,从而使结果更加准确可靠。根据 DEA 的基本原理,建立如下模型:

$$M_0^{t,t+1}(x_{t+1}, y_{t+1}; x_t, y_t) = \left[\frac{d_0^t(x_{t+1}, y_{t+1})}{d_0^t(x_t, y_t)} \times \frac{d_0^{t+1}(x_{t+1}, y_{t+1})}{d_0^{t+1}(x_t, y_t)} \right]^{\frac{1}{2}}$$

式中,$M_0^{t,t+1}(x_{t+1}, y_{t+1}; x_t, y_t)$ 即为 Malmquist 指数,$d_0^t(x_t, y_t)$ 和 $d_0^{t+1}(x_{t+1}, y_{t+1})$ 分别表示 t 和 $t+1$ 时期技术水平下医疗卫生机构的效率水平,$d_0^t(x_{t+1}, y_{t+1})$ 是 t 时期技术水平下 $t+1$ 期效率水平,$d_0^{t+1}(x_t, y_t)$ 是 $t+1$ 时期技术水平下 t 期效率水平。若 Malmquist 指数大于 1,则表示该医疗卫生机构在 t 和 $t+1$ 时期生产力水平上升,反之下降。若 Malmquist 指数等于 1,则表示该医疗卫生机构在 t 和 $t+1$ 时期生产力水平不变。

4.1.3　指标选取

投入指标反映的是医疗卫生机构在运行过程中所需的人力、物力和财力状况。产出指标则体现的是该医疗卫生机构对投入资源的转化能力,具体表现形式多为诊疗人次、入院人数和医疗收入。通过对医疗卫生机构运行效率的相关文献分析(尹刚等,2019;李萌等,2019;杨雨晨等,2019;刘芹等,2019;李颖菲等,2019;侯亚冰,2019;张玥,2018;刘松等,2019;潘衍宇等,2019;李志广等,2019;Kirigia et al.,2013;Li et al.,2014;Jiang et al.,2017;Sultan et al.,2018),本章最终选取卫生技术人员数、实际床位数和总资产作为投入指标,选取诊疗人次、入院人数和医疗收入作为产出指标。具体如表4.1所示。

4.1.4　描述性分析

表4.2显示,2012—2017年我国医疗卫生资源呈明显递增趋势,总资产、实际床位数和卫生技术人员数的年平均增长率分别为15.02%、6.76%和6.13%,与之对应的是医疗服务能力的显著提升。诊疗人次、入院人数和医疗收入也分别以3.52%、6.49%和1.13%的年平均增长率稳速增长。由此可以看出,我国医疗卫生机构要素投入增速略高于服务产出水平。

4.2　结　　果

4.2.1　相关性分析

运用DEA-Malmquist模型分析时,需要对投入指标与产出指标进行相关性检验,从而判断二者是否相互影响。从估计的相关系数结果来看,所有投入指标和产出指标的相关性均大于0.75,且在0.01水平上显著相关,说明投入指标与产出指标具有较高关联性,符合DEA模型对数据的同向性要求。投入指标与产出指标的Pearson相关矩阵如表4.3所示。

表 4.1　医疗卫生机构运行效率的投入指标与产出指标分析

作者	研究区域	年　份	研究对象	研究方法	投　入　指　标	产　出　指　标
尹刚等	武汉市	2017	三级公立医院	Bootstrap-DEA	职工总数,实际开放床数,总资产	年总诊疗人次数,年出院人次数,病床使用率
李萌等	中国	2010—2016	医院	Bootstrap-DEA	医院人员数,医院床位数	诊疗人次,医院出院人数
杨雨晨	中国	2015—2017	三级公立医院	DEA-Malmquist	卫生技术人员数,实有床位数,万元以上设备台数	总诊疗人次数,入院人数,病床使用率
刘芹等	广西壮族自治区	2014—2016	县级公立医院	DEA-Tobit	内部影响因素,经济人口因素,综合改革的政策变量	综合技术效率
李颖菲等	河南省	2011—2015	中医医院	DEA-Malmquist	中医院床位数,卫生技术人员数	总诊疗人次数,入院人数
侯亚冰	中国	2007—2016	医疗机构	网络 DEA	卫生机构数,总支出,中间变量为床位数,卫生人员数	总收入,诊疗人次,出院人数
张玥	中国	2016	卫生服务	DEA	卫生总费用,卫生技术人员,医疗机构床位数	医疗收入,门急诊量,出院患者数量,床位使用率
刘松	广东省	2013—2017	公立医院私立医院	DEA-Malmquist	固定资产,总支出,财政支出,卫生技术人员,职工人员,实际开放床位数	总收入,万元设备总收入,住院人次数,总诊疗人次数,病床使用率,病床工作日

续表

作者	研究区域	年份	研究对象	研究方法	投入指标	产出指标
潘衍宇	中国	2016	社区服务中心	三阶段 DEA	诊疗人次、入院人数、家庭卫生服务人次	实有床位数、卫生技术人员数
李志广	安徽省	2007—2017	医院	DEA-Malmquist	实际床位数、医院职工数、总支出	门急诊人次、入院人次
Kirigia 等	厄立特里亚	2007	公共社区医院	二阶段 DEA	医生数、护士数、医技人员数、实际床位数	门诊人次、住院人数
Li 等	北京市	2006—2009	三级公立医院	DEA-Malmquist	实际床位数、医院职工数、固定资产、总支出	门急诊人次、入院人数、总收入
Jiang 等	中国	2008—2012	公立县医院	二阶段 DEA	医生数、护士数、医技人员数、实际床位数	门诊人次、住院天数
Sultan 等	巴勒斯坦	2010—2015	公立医院	二阶段 DEA	医生数、医技人员数、管理人员数、实际床位数	门诊人次、住院人数、急诊人次

表 4.2　2012—2017 年投入、产出指标描述性分析

年份	总资产 （亿元）	实际床位数 （千张）	卫生技术人员数 （千人）	诊疗人次 （百万）	入院人数 （百万人）	医疗收入 （亿元）
2012	21549.02	5724.78	6668.55	6888.33	178.57	19985.79
	16.35%	7.98%	7.98%	6.18%	7.61%	1.16%
2013	25072.46	6181.89	7200.58	7314.01	192.15	23147.55
	15.88%	6.78%	5.27%	3.94%	6.38%	1.14%
2014	29054.27	6601.21	7579.79	7601.87	204.41	26434.89
	14.29%	6.27%	5.51%	1.20%	3.00%	1.12%
2015	33207.13	7015.21	7997.54	7693.43	210.54	29537.88
	12.49%	5.63%	5.59%	3.10%	7.95%	1.12%
2016	37354.97	7410.45	8444.40	7931.70	227.28	33166.12
	16.08%	7.15%	6.32%	3.17%	7.52%	1.11%
2017	43360.61	7940.25	8978.23	8183.11	244.36	36975.32
平均	15.02%	6.76%	6.13%	3.52%	6.49%	1.13%

表 4.3　投入、产出指标的相关性分析

	实际床位数	卫生技术人员	总资产	诊疗人次	入院人数	医疗收入
实际床位数	1					
卫生技术人员	0.863**	1				
总资产	0.900**	0.750**	1			
诊疗人次	0.866**	0.983**	0.769**	1		
入院人数	0.951**	0.943**	0.879**	0.961**	1	
医疗收入	0.910**	0.838**	0.975**	0.862**	0.930**	1

注：** 表示在 0.01 水平上显著相关。

4.2.2　我国医疗卫生机构效率及规模报酬情况

　　由表 4.4 可见，2012—2017 年我国医疗卫生机构整体运营较好，平均综合技术效率为 0.918，历年数据在 0.91~0.923 波动。纯技术效率和规模效率保持在高位，平均纯技术效率和平均规模效率分别为 0.947 和 0.970，且波动范围较小，表明我国 31 个省（区、市）的医疗卫生机构总体运营平稳。另外，从历年平均值来看，规模报酬不变(规模效率＝1)的省份有 10 个,占比 32.58%,说明它们已达到最佳规模状态,无须调整规模大小。同时,还有 21 个省份尚未达到最优生产规模,其中处于规模报酬递增的省份有 14 个,占比 45.16%,表明适当地扩大生产投入,可以带来更高比例的产出;而其余 7 个省份则处于规模报酬递减状态,占比 22.58%,说明这些省份医疗卫生机构投入增加的比例高于产出增加的比例,即现有规模存在投入冗余和资源浪费的现象,加大投入量并不会带来更大比例的产出。

表 4.4　2012—2017 年我国医疗卫生机构效率及规模报酬情况

年份	综合技术效率	纯技术效率	规模效率	规模报酬不变 —	规模报酬递增(irs)	规模报酬递减(drs)
2012	0.917	0.937	0.979	12	9	10
2013	0.916	0.943	0.971	10	14	7
2014	0.922	0.954	0.967	11	14	6
2015	0.919	0.95	0.968	10	15	6
2016	0.923	0.951	0.97	10	15	6
2017	0.91	0.944	0.964	10	15	6
平均	0.918	0.947	0.970	10	14	7

4.2.3　我国各地区医疗卫生机构效率变化及趋势

接下来,笔者将基于区域视角,整体评价 2012—2017 年我国医疗卫生机构的运行状况。图 4.1 显示了我国七大区域综合技术效率、纯技术效率、规模效率的变化,分别是东北(辽宁、吉林、黑龙江)、华东(上海、江苏、浙江、安徽、福建、江西、山东)、华北(北京、天津、河北、山西、内蒙古)、华中(河南、湖北、湖南)、华南(广东、广西、海南)、西南(重庆、四川、贵州、云南、西藏)和西北(陕西、甘肃、青海、宁夏、新疆)。纵向来看,2012—2017 年全国医疗卫生机构综合技术效率呈先增后减之势,并在 2016 年到达峰值;纯技术效率在 2014 年达到峰值,整体处于上升趋势,说明医疗卫生机构的管理水平还有待提高;规模效率一直在 0.970 上下波动,即规模报酬水平较高且服务输出稳定。进一步对我国各地区医疗卫生机构综合技术效率分析发现,华中和华东地区总体趋势不断上升,东北、西北地区先增后降,华北、西南地区整体呈下降趋势,华南地区则先降后增,呈不断追赶之势。从纯技术效率变化来看,华中地区呈明显上升趋势,且在 2017 年超越西南地区,位居全国第一。华东与华南地区一直呈交错上升之势,纯技术效率值稳定在 0.975 左右,而西北、华北和东北地区波动较大,尤其华北地区纯技术效率在 2016 年后迅速下滑。另外,2012—2017 年我国医疗卫生规模效率变化数据显示,仅华中和华东地区在 2017

年出现增长,其他地区均呈现明显下降。与此同时,近些年华中地区规模效率一直保持稳步增长,并在 2017 年超越东北地区位居全国第一。而东北地区规模效率也一直位居全国前列,高达 0.986,这说明东北地区医疗卫生机构技术效率低下受限于纯技术效率,而非规模效率,这意味着东北地区需进一步优化其管理水平,引进高技术人才团队。

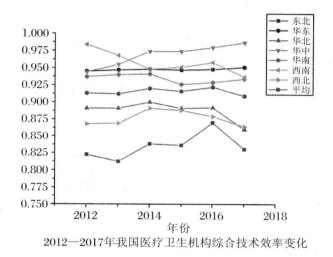

2012—2017年我国医疗卫生机构综合技术效率变化

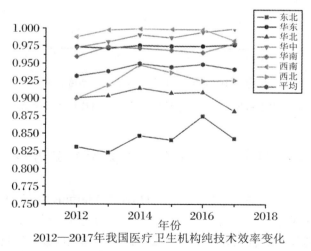

2012—2017年我国医疗卫生机构纯技术效率变化

图4.1　2012—2017 年我国各地区医疗卫生机构技术效率变化

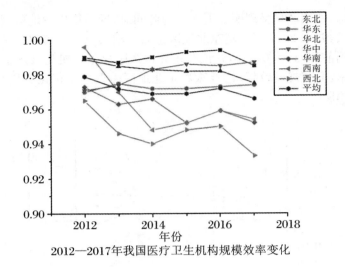

2012—2017年我国医疗卫生机构规模效率变化

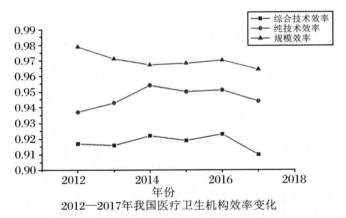

2012—2017年我国医疗卫生机构效率变化

图 4.1　2012—2017 年我国各地区医疗卫生机构技术效率变化（续）

4.2.4　我国医疗卫生机构全要素生产率变化

通过 DEAP 2.1 软件,采用产出导向的 DEA-Malmquist 模型,对 2012—2017 年我国 31 个省(区、市)医疗卫生机构全要素生产率进行分析与评价,具体全要素生产率变动及其分解如表 4.5 所示。2012—2017 年我国医疗卫生机构 Malmquist 指数变化显示,全要素生产率变动(TFP)均值为 0.965,即 TFP 年均下降 3.5%。综合技术效率变动(Effech)与技术变动(Techch)分别为 0.998 和 0.967,抑制了全要素生产率的增长;进一步分解综合技术效率变动发现,纯技术效率变动(Pech)和规模效率变动(Sech)分别为 1.001 和 0.997,这说明我国医疗卫生机构整体的组织管理水平较高,但规模报酬尚未达到最优,规模偏离适宜状态。纵向比较我国医疗卫生机构的 Malmquist 指数发现,TFP 整体呈下降趋势,这主要是由于技术进步不足造成的,尤其是 2013—2014 年我国医疗卫生机构技术变动骤降至 0.953。

表 4.5　我国医疗卫生机构运行效率的 Malmquist 指数

年度	综合技术效率变动(Effech)	技术变动(Techch)	纯技术效率变动(Pech)	规模效率变动(Sech)	全要素生产率变动(TFP)
2012—2013	0.998	0.974	1.006	0.992	0.972
2013—2014	1.007	0.953	1.012	0.995	0.960
2014—2015	0.996	0.955	0.995	1.001	0.951
2015—2016	1.005	0.974	1.002	1.003	0.979
2016—2017	0.985	0.979	0.991	0.993	0.964
平均	0.998	0.967	1.001	0.997	0.965

基于我国医疗卫生机构全要素生产率的分布(表 4.6),以综合技术效率变动为横轴,技术变化为纵轴,同时以 31 个省(区、市)的综合技术效率变动和技术变动的均值为分界线,将其分解为四种类型,分别是经营卓越型(Effech＞0.998,Techch＞0.967)、综合技术效率改进型(Effech＜0.998,Techch＞0.967)、技术变化改进型(Effech＞0.998,Techch＜0.967)和经营待成长型(Effech＜0.998,Techch＜0.967)。同时笔者还对 2012—2017 年中国医疗卫生机构的综合技术效率和纯技术效率进行了统计分析。研究结果表明,资源配置效率的分布存在差别,并且总体上呈正态分布。具体分布如图 4.2 所示。

表 4.6　2012—2017 年我国各省(区、市)医疗卫生机构 Malmquist 指数

省份	综合技术效率变动(Effech)	技术变动(Techch)	纯技术效率变动(Pech)	规模效率变动(Sech)	全要素生产率变动(TFP)
北京	1	1.045	1	1	1.045
天津	1.001	0.984	1.005	0.996	0.985
河北	0.996	0.93	0.996	0.999	0.927
山西	0.981	0.964	0.984	0.996	0.946
内蒙古	0.983	0.969	0.989	0.994	0.952
辽宁	0.999	0.965	0.994	1.005	0.964
吉林	0.999	0.971	1.004	0.995	0.969
黑龙江	1.009	0.964	1.012	0.997	0.972

省份	综合技术效率变动(Effech)	技术变动(Techch)	纯技术效率变动(Pech)	规模效率变动(Sech)	全要素生产率变动(TFP)
上海	1	1.017	1	1	1.017
江苏	1.013	0.984	1	1.013	0.997
浙江	1	0.974	1	1	0.974
安徽	1.014	0.985	1.017	0.998	0.999
福建	0.986	0.974	0.988	0.999	0.961
江西	1	0.947	1	1	0.947
山东	0.997	0.943	1	0.997	0.94
河南	1	0.915	1	1	0.915
湖北	1.011	0.986	1.017	0.995	0.997
湖南	1.016	0.963	1.001	1.016	0.978
广东	1	0.968	1	1	0.968
广西	1	0.943	1	1	0.943
海南	0.998	0.977	1.012	0.986	0.976
重庆	1.014	0.991	1.013	1.001	1.004
四川	1.003	0.978	1	1.003	0.981
贵州	0.987	0.909	0.991	0.996	0.897
云南	0.992	0.969	0.992	1	0.962
西藏	0.955	0.941	1	0.955	0.898
陕西	0.997	0.954	0.996	1.001	0.951
甘肃	1.005	0.933	1.005	1	0.938
青海	0.963	0.975	0.993	0.97	0.939
宁夏	1.016	0.984	1.02	0.996	0.999
新疆	1.012	0.989	1.014	0.999	1.001

　　经营卓越型的典型代表除北京、上海、广东、浙江、江苏外,还包括湖北、安徽、四川、新疆、吉林、海南等地。通过案例比较发现,北京、上海、广东等地凭借其较高的经济发展水平和先进的医疗卫生技术,吸引了大量的高水平卫生技术人员,从而保障了其长期稳定的业务输出。另外,其积极的绩效考核也正向激励着医护人员,最终形成人力、物力和财力的三重合力。而湖北、安徽、四川等省份则通过适当的

财政补贴和政策支持,也实现了卫生健康事业的高速发展,主要表现为健康指标显著提升、医疗卫生机构数量大幅增长、床位资源不断增加、卫生人力高速发展和服务能力不断提升。具体则是,实际床位、卫生技术人员和总资产年平均增长率以7.49%、6.31%和15.67%的增速扩张,年平均诊疗人次、入院人数和医疗收入以3.13%、6.96%和13.55%的增速稳步增长。

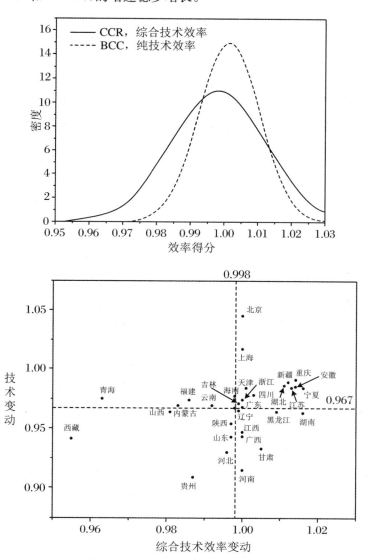

图4.2　资源配置效率分布和TFP分布矩阵

　　综合技术效率改进型的省份包括海南、云南、福建、内蒙古、青海,其特点是技术变化高于全国平均水准,但医院的管理和运营水平相对较弱。

技术变化改进型则以湖南、辽宁、黑龙江、江西、广西、甘肃、河南为代表,它们在综合技术效率方面表现较为突出,但技术变化相对较弱,尤其是河南省,这表明其医疗卫生机构总体运营良好,但技术水平相对落后,需进一步创新人才引进模式,加大人才支持力度,积极构建省际医共体,实现技术创新。

经营待成长型的省份包括陕西、山西、山东、河北、贵州、西藏,但陕西、山东、河北和山西分别处于技术变化改进型与综合技术效率改进型的边界,只要加强组织管理和制度创新便可转为经营卓越型。总体而言,我国医疗卫生机构的全要素生产率水平仍有较大的提升空间。

4.3　医疗卫生机构运行效率改进方案

4.3.1　定性比较分析

定性比较分析(qualitative comparative analysis,QCA)是由美国社会学家Ragin(2006)于20世纪80年代提出的一种以案例研究为主的定性和定量相结合的研究方法(沈俊鑫等,2019)。这一理论对于理解战略、组织设计和环境背景之间的关系具有重要意义,因此它对更广泛的组织设计和战略具有重要意义。与传统的定量研究相比,QCA是基于集合论和布尔运算法则,在复杂理论的基础上探究多并发条件组合的一种非线性因果关系(程建青等,2019)。由于QCA在解决多因素复杂性的因果关系上具有明显优越性,而被广泛应用于社会、医疗、创业等多个领域。

本节采用模糊集定性比较分析(fsQCA)方法,它明确地将案例概念化为属性的组合,并强调正是这些组合赋予了案例的唯一性,使案例分析条件和结果的分类不再局限于二元划分,使得变量的校准更加灵活,大大降低了矛盾组态的发生,极大地扩展了定性比较分析的应用范围和适用性(杜运周等,2017)。这一方法的使用将有利于为企业提供更具体的创新效率改进方案。因此,本节使用fsQCA方法来检验城市人口密度(张明等,2019)、地区生产总值(Guo et al.,2017;Zheng et al.,2018)、总抚养比(Liu et al.,2019)、病死率以及财政拨款(Hunt et al.,2020)五个外部环境解释因素如何共同影响和相互作用于医疗卫生机构运行效率。

4.3.2　变量校准

校准即给案例赋予集合隶属的过程。本小节运用直接校准法,将原始数据转化为介于 0～1 之间的模糊集值,并通过四分位法确定条件变量和结果变量的锚点。结果和条件校准均以 75% 分位数值作为完全隶属的阈值,50% 分位数值作为交叉点,25% 分位数值作为完全不隶属的阈值。前因条件和结果变量的锚点分布如表 4.7 所示。

表 4.7　结果与条件的校准

	描　　　述	完全隶属	交叉点	完全不隶属
TE	综合技术效率	1	0.93	0.849
城市人口密度 (人/平方公里)	人口/区域面积	3454	2675.00	2017
地区生产总值(亿元)	GDP	34016.32	20006.31	14944.53
总抚养比	非劳动年龄人口数/ 劳动年龄人口数	44.05	38.76	32.61
病死率	患病死亡的人/ 患病人总数	0.5	0.30	0.2
财政补贴(亿元)	医疗卫生机构财政拨款	256.787372	192.67	137.794439

4.3.3　必要条件分析

在构建真值表之前,需要对必要条件进行检查,其有助于在逻辑最小化过程中对逻辑余项做出恰当的假设。确定条件和结果之间是否存在充分必要关系由一致性和覆盖率来检验,而一致性是衡量变量的必要条件的一个重要指标。一般来说,若认定某条件变量为结果变量的必要条件,那么该条件的一致性得分不低于 0.9。从表 4.8 可知,各个前因条件中没有一项条件影响综合技术效率的必要性达到0.9,故不构成必要条件,说明各个单项前因条件不能很好地解释运行效率,也从侧面证实了影响医疗卫生机构运行效率的因素并不是单一的,而是由多种因素共同作用相互影响的。接下来,本节将继续探究产生高运行效率和低运行效率的组态。

表 4.8　医疗卫生机构运行效率必要性检验

条　件	TE		～TE	
	一致性	覆盖率	一致性	覆盖率
城市人口密度	0.609067	0.624663	0.485425	0.516173
	0.528252	0.497525	0.647022	0.631807
GDP	0.741130	0.727273	0.351077	0.357189
～GDP	0.344941	0.338928	0.731939	0.745642
总抚养比	0.681340	0.667740	0.465779	0.473278
	0.462549	0.455074	0.673004	0.686490
病死率	0.636662	0.589416	0.588086	0.564477
	0.529566	0.553571	0.572243	0.620192
医疗卫生机构财政拨款	0.760184	0.791382	0.318124	0.343365
	0.369251	0.343101	0.806717	0.777167

4.3.4　医疗卫生机构运行效率提升路径

基于以上研究,构建真值表来表示条件组合满足结果产生的逻辑性。真值表以个案为单位对数进行汇总,得到前因变量与结果变量的所有组合。通过观察断裂点,本小节选择 0.8 为一致性阈值,案例阈值设定为 1,并检测非一致性比例缩减值(proportional reduction of inconsistency,PRI)。通过 fsQCA 3.0 软件分析对数据进行分析后,发现所得结果中并不存在矛盾组态,具体如表 4.9 所示。

表 4.9　医疗卫生机构运行效率的前因条件构型

条件变量	TE		～TE		
	H1	H2	L1	L2	L3
城市人口密度	—	●	—	⊗	⊗
地区生产总值	●	●	⊗	—	⊗
总抚养比	⊗	●	⊗	⊗	—
病死率	●	—	—	●	⊗
医疗卫生机构财政拨款	●	●	⊗	⊗	⊗
覆盖率	0.28975	0.313403	0.510139	0.282636	0.26109

续表

条件变量	TE		～TE		
	H1	H2	L1	L2	L3
唯一覆盖度	0.207622	0.231275	0.225602	0.0500634	0.114068
案例	北京、上海、广东	河南、湖南、湖北、四川、福建	山西、内蒙古、吉林、黑龙江	内蒙古、辽宁、吉林	西藏、宁夏
一致性	0.9	0.888268	0.993827	0.940928	0.938496
整体一致性	0.948307		0.903189		
整体覆盖度	0.674271		0.521025		

注：●为核心条件存在，⊗为核心条件缺席，●为边缘条件存在，⊗为边缘条件缺席，—为该条件可存在亦可缺席。

1. H1：高病死率高财政拨款主导型

$$H1 = GDP \times \sim 总抚养比 \times 病死率 \times 财政拨款$$

无论城市人口密度的高低，只要总抚养比较低，同时地区生产总值、病死率以及医疗卫生机构财政拨款较高，技术效率就会较高。这一构型的代表是北京、上海和广东等经营卓越型地区。以上海为例，优越的城市地位和经济发展水平吸引了大量的优质劳动力，使得劳动力人口基数大，总抚养比低，同时政府对于医疗卫生机构的支持力度大，财政拨款高，此外，由于其医疗卫生发展水平更高，所以会治疗更多患有高病死率疾病的病人。这些因素共同影响着上海医疗卫生机构的运行效率，使得其综合技术效率变动、纯技术效率变动以及规模效率变动均保持在 1 的水平，技术变动和全要素生产率变动则为 1.17。

2. H2：高人口密度高 GDP 主导型

$$H2 = 人口密度 \times GDP \times 总抚养比 \times 财政拨款$$

无论病死率的高低，较高的城市人口密度、地区生产总值、总抚养比以及医疗卫生机构财政补贴都有利于技术效率的提升，且前两个环境因素具有核心地位。这一构型以河南、湖南、湖北等地为代表。以河南为例，高人口基数使得城市人口密度大，就诊人数更多，同时由于该省的经济体量大，地区生产总值也较高，与 H1 型的地区相比，虽然没有足够多的医疗卫生人才和政府财政投入，导致总抚养比和医疗卫生机构财政拨款状态没有那么理想，但依然可以促进技术效率的提升，其综合技术效率变动、纯技术效率变动以及规模效率变动均同样为 1。

3. L1 和 L2：低抚养比低财政拨款主导型

L1 = ～ GDP ×～ 总抚养比 ×～ 财政拨款

无论城市人口密度和病死率是高或低，较低的地区生产总值、总抚养比以及财政拨款都会导致技术效率不高，其中后两者为核心因素。以黑龙江为例，作为东北三省之一，经济结构单一、产业模式落后等因素导致其 GDP 值不高，这也使得政府面临着巨大的财政压力，对医疗机构的政策支持力度便不足，同时，由于计划生育的影响，人口老龄化的问题严重，死亡率上升，而新生儿出生率下降，使得总抚养比过低。三项综合使得黑龙江技术变动、规模效率变动以及全要素生产率变动均不足 1。

L2 = ～ 人口密度 ×～ 总抚养比 × 病死率 ×～ 财政拨款

无论地区生产总值的高低，其他四项外部环境因素均低使得技术效率不足。以内蒙古为例，其人口基数小、面积大、人口密度低，外加 L1 型的几项因素，导致总抚养比低，使得卫生技术人员数量不足、劳动力人口外流。低病死率意味着就诊人数不足，收治高病死率病患的能力不足。最后，政府的医疗卫生投入力度不足也导致了内蒙古的技术效率低，使得表 4.6 中显示的五项 Malmquist 指数均低于 1。

比较构型 L1 和 L2，都是以低抚养比和低财政拨款为主要原因的构型，不同于 H1 型的地区，L2 型地区无法吸引大量的优秀劳动力，且受人口老龄化的影响大，导致其总抚养比低。同时，由于经济发展不够良好，政府承担的财政压力大，对医疗卫生系统的财政输入偏低也是一大重要原因。

4. L3：低病死率低财政拨款主导型

L3 = ～ 人口密度 ×～ GDP ×～ 病死率 ×～ 财政拨款

无论总抚养比的高低，其他四项环境因素均低成为这一构型的特征，其中以低病死率和低财政拨款为核心要素。这一构型的代表是西藏和宁夏。以西藏为例，受到地理位置的影响，宜居环境欠佳，导致西藏人口稀少，地区生产总值也远不足其他较为发达地区，低病死率和低医疗卫生机构财政拨款给西藏的技术效率提升留有许多空间。具体表现为表 4.6 中除纯技术效率变动外的其他四项 Malmquist 指数均不足 1，尤其是全要素生产率变动，仅为 0.898。

4.4　总结与讨论

本章运用 DEA-Malmquist 方法分析 2012—2017 年我国医疗卫生机构的全要素生产率，同时采用 fsQCA 方法探讨了提高不同地区医疗卫生机构效率的路径组合。其结果显示如下：

第一，新医改后我国医疗卫生机构资源配置效率有了很大的提高，但区域配置效率不均衡，这与 Zheng 等（2018）的研究结果一致。2012—2017 年间，中国医疗卫生机构平均综合技术效率为 0.918。平均纯技术效率为 0.947，平均规模效率为0.970。规模报酬不变的省份约占 32.58%，21 个省份尚未达到最优生产规模，规模报酬递增和规模报酬递减的省份分别占 45.16% 和 22.58%。总而言之，我国医疗卫生机构的规模和效率有待提高。要根据各省的经济水平、人口规模和医疗卫生机构的经营状况，合理配置规模，避免资源浪费和盲目扩张（Zhang et al.，2015）。

第二，与相关学者的研究类似，我国医疗卫生机构的发展也呈现出"南强北弱"和"西优东劣"的不平衡（Jin et al.，2015；Sun et al.，2017）。2012—2017 年，中国医疗卫生机构规模存在显著差异。华中地区纯技术效率在这一时期呈明显上升趋势，2017 年超过西南地区，居全国首位。西北、华北、东北地区波动较大，2016 年后华北地区纯技术效率快速下降。2017 年，华中和华东地区医疗卫生机构规模和效率有所提高，其他地区则出现明显下降。东北地区的规模和效率一直处于全国前列，但受纯技术效率的制约，医疗卫生机构经营水平不高，需要引进人才，提高管理水平。

第三，2012—2017 年，我国医疗卫生机构全要素生产率年均下降 3.5%，主要原因是技术进步不足，这与 Yu 等（2020）和 Chen 等（2020）的研究结论略有出入。综合技术效率变动与技术变动分别为 0.998 和 0.967，年均下降分别为 1.2% 和3.3%。与此同时，全要素生产率下降的省份都没有取得技术进步。另外，分解综合技术效率变动发现，纯技术效率变动和规模效率变动分别为 1.001 和 0.997，说明我国医疗卫生机构的管理水平较高，但尚未达到最优规模，与最优规模略有偏差。

第四，fsQCA 的结果表明，影响医疗卫生机构运行效率的路径包括不同的条件组合，即影响医疗卫生机构运行效率的因素很多。此外，通过对典型案例的研究，分析了实现高技术效率的两种途径和两种低技术效率的产生原因。这四种方法经有代表性的省份验证，可为提高我国医疗卫生机构的运行效率提供决策参考。

为全面提高我国医疗卫生机构全要素生产率，笔者提出以下建议：

从国家层面，可以明确各级各类公立医疗机构的建设数量和规模，加强内涵建设，强化上下联动与分工协作。同时，还可整合各级医疗卫生机构的服务功能，防治结合，优化分级诊疗模式，为群众提供系统、连续、全方位的医疗卫生服务。各省要努力缩小各级之间的卫生服务差距，可以通过实施区域卫生规划来优化省际卫生资源合理配置，因地制宜提高医疗保障水平，防止盲目扩张（Liu et al.，2016）。落实新医改政策，普及分级诊疗制度，使各级医院发挥各自长处，促进基层医疗与三级医院合作,提高资源的利用效率。各个医院要提升自己的品牌形象,转换对市场需求的认知,在创造经济效益的同时全面发展。

从医院层面,可以全面推行聘用制度和岗位管理制度,健全考核奖惩机制,创新人才引进模式,充分调动技术人员、管理人员、工勤技能人员参与医院治理的积极性、主动性以及创造性。通过协调财政转移,将更多的卫生资源分配给经济欠发达地区的医疗机构,特别是高素质的卫生工作者,有可能缩小医院之间的能力差距(Zhang et al.,2017)。为鼓励医疗人才向经济欠发达地区流动,医院自身也要优化管理水平,鼓励新技术、新项目。优化不同科室的服务质量,合理化控制运行成本。

从各省市政府层面,可以加大医院的扶持力度,完善人员流动政策,推进职称制度改革,鼓励新技术、新项目的开发,从而营造良好的外部运营环境。医院可引进市场化管理模式,在完善医疗设备配置的同时注重塑造自身的品牌形象,虽然效果可观但无形中也增加了医疗资源成本,导致医疗机构的经营过于盲目,需要约束设备使用的合理性。

本章首次将 fsQCA 方法应用于医疗卫生领域效率提升的研究,为相关学者提供了参考。此外,本章还运用 fsQCA 分析了我国区域医疗卫生资源配置效率的影响因素。探讨了提高医疗卫生机构运行效率的四种可行路径,填补了有关医疗机构效率提高方面文献的不足。但是,受产出指标可得性的限制,本章缺少医疗收入方面的指标,可能导致结果产生偏差。后续的理论研究和应用应侧重于将时间序列的变化纳入 QCA。

中　　篇

中医医疗卫生机构运行效率测度与评价

第 5 章　我国中医医疗服务体系发展水平综合评价研究

5.1　引言与文献综述

近些年,中医药以其在养生、保健等方面的独特优势,受到国内外越来越多的民众认可,政府也把中医药发展上升为国家战略。但中医药资源毕竟有限,由于各区域、城乡之间不平衡、不充分的发展,各省份中医药服务的需求也各有不同(杨安,2015)。要满足国民对中医药服务的需求,高效配置中医药资源,建立具有中国特色社会主义的医疗服务体系和发展规划便成为一项极其重要的任务。事实上,优质高效的医疗卫生服务体系的构建并非仅是对既有服务体系的升级改造,而是更需立足全面深化改革、推进健康中国战略实施的大格局(付强等,2019)。

中医医疗服务体系是指中医医疗机构和其他医疗机构的中医药卫生资源,在提供中医药医疗服务过程中所形成的具有特定功能、相互关联的有机整体(董杰昌等,2015)。由于中医医疗机构平均资源相对薄弱,发展不均衡,服务功能受限制(黄岩,2013),完善我国中医医疗服务体系是当前中医药发展的首要任务。只有指标确定了,才能正确合理地发展中医医疗服务事业。实际上,中医医疗服务综合评价工作对中医医院发展、办院方向和医院内部管理也起到了相互促进的作用(陈多,2016)。

现阶段中医医疗服务体系的建设还在探索阶段,中医药服务能力的综合评价机制还未形成,学界对中医院服务能力的研究还未达成一致意见。顾晓东(2011)结合医院临床科室的发展目标(优质、高效、低耗、发展、满意),并参考有关专家的意见,构建了以医疗质量、工作效率、科室可持续发展、社会效益、经济管理为一级指标的临床科室综合评价体系。倪明(2012)则通过情报分析法和专家咨询法,以社会责任为出发点,探索建立三级公立医院公益性评价指标体系,主要包括服务质量、服务适宜性、职业道德 3 个一级指标。刘洪青(2016)也利用专家咨询法对县医院医疗服务能力作了综合评价,包括资源配置、服务能力、医疗技术 3 个一级指标。

周永莲（2017）则以"结构—过程—结果"服务质量理论为依据，采用综合评分法构建三甲中医医院中医医疗服务质量综合评价模型，包括 8 个一级指标，分别是中医药卫生人力、中医药基础设施、中医药收支、中医医疗技术、中医药服务、中医医疗服务量、工作效益和患者满意度。王珩等（2018）采用医院质量改进绩效评价工具 PATH 模型，从患者、公益性、医疗质量与安全、效率与效益、员工、医院发展等层面，构建了县级医疗机构绩效评价体系。以上研究只是分析了中医医疗服务体系综合评价的指标，并未解释各指标之间的逻辑关系以及在中医医疗服务体系中的权重。

　　本章旨在通过探索性因子分析法以中医类医院为研究对象，构建我国中医医疗服务体系的综合评价指标，具体见图 5.1。医疗收入和支出是医院运营和发展的根本，只有增强医院的营利能力，才能提高医院收支结余，进而降低医院运营的资金压力。同时，医院的运营和发展稳定后，可以实现业务和经济保障，又能进一步激发医护人员的工作积极性。人才引进、设备采购、绩效分配都得益于医院自身的高效运营和稳健收益。最终，吸引更多的优秀人才加入医院的建设与发展。

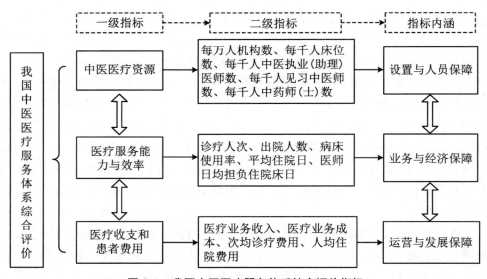

图 5.1　我国中医医疗服务体系综合评价指标

5.2　数据来源与研究方法

5.2.1　数据来源

本章数据来源于 2013—2018 年的《中国卫生和计划生育统计年鉴》和 2012—2017 年的《全国中医药统计摘编》。本章选取 31 个省（区、市）的中医类医院作为研究对象，通过多次预评价、专家研讨，共筛选 14 个指标进行实证分析。

5.2.2　研究方法

因子分析（data reduction factor，DRF）法以对变量相关系数矩阵分析为原理，对已有数据进行降维处理，以期用较少的指标反映原始变量的绝大部分信息（陈舒盈等，2018）。因子分析是用少数几个因子去描述多个变量间的关系，因子之间彼此不相关消除了信息的重叠，而因子综合得分反映了事物在因子综合作用下的本质特征（王浩，2017）。因此，用因子分析法所研究的问题可以通过最少数的不可观测的公共因子的线性函数与特殊因子之和来描述原来观测的每一个分量（武松等，2014）。

TOPSIS（technique for order preference by similarity to ideal solution）法是一种多目标决策方法（熊国经等，2018）。依据评价对象与理想化目标贴近程度进行排序，若某个可行解最靠近理想解，同时又最远离负理想解，则此解是方案集的满意解（付一宁等，2014）。

5.2.3　理论模型

1. 因子分析法

设 m 个可能存在相关关系的测试变量 $X_1, X_2, \cdots, X_m$ 含有 p 个独立的公共因子 $F_1, F_2, \cdots, F_p (m \geqslant p)$，测试变量 X_i 含有独特因子 $U_i (i = 1, \cdots, m)$，各 U_i 间互不相关，且与 $F_j (j = 1, \cdots, p)$ 也互不相关，每个 X_i 可由 p 个公共因子和自身对应的独特因子 U_i 线性表示为

$$\begin{cases} X_1 = a_{11}F_1 + a_{12}F_2 + \cdots + a_{1p}F_p + c_1U_1 \\ X_2 = a_{12}F_1 + a_{22}F_2 + \cdots + a_{2p}F_p + c_2U_2 \\ \vdots \\ X_m = a_{m1}F_1 + a_{m2}F_2 + \cdots + a_{mp}F_p + c_mU_m \end{cases} \quad (5.1)$$

用矩阵表示为

$$\begin{bmatrix} X_1 \\ X_2 \\ \vdots \\ X_m \end{bmatrix} = (a_{ij}^*)_{m \times p} \begin{bmatrix} F_1 \\ F_2 \\ \vdots \\ F_p \end{bmatrix} + \begin{bmatrix} c_1U_1 \\ c_2U_2 \\ \vdots \\ c_mU_m \end{bmatrix}$$

其中,a^* 表示矩阵 A 的伴随矩阵。简记为

$$\underset{m \times 1}{X} = \underset{m \times p}{A} \underset{p \times 1}{F} + \underset{\substack{m \times m \\ (\text{对角阵})}}{C} \underset{m \times 1}{U} \quad (5.2)$$

且满足：

(1) $P \leqslant m$；

(2) $\mathrm{Cov}(F, U) = 0$（即 F 与 U 是不相关的）；

(3) $E(F) = 0, \mathrm{Cov}(F) = \begin{bmatrix} 1 & & \\ & \ddots & \\ & & 1 \end{bmatrix}_{p \times p} = I_p$,

即 $F_1, \cdots, F_p$ 不相关,且方差皆为 1,均值皆为 0；

(4) $E(U) = 0, \mathrm{Cov}(U) = I_m$ 即 $U_1, \cdots, U_m$ 不相关,且都是标准化的变量,假定 $X_1, \cdots, X_m$ 也是标准化的,但并不相互独立。

式中,A 称为因子负荷矩阵,其元素 a_{ij} 表示第 i 个变量(X_i)在第 j 个公共因子F_j上的负荷,简称因子负荷,如果把 X_i 看成 p 维因子空间的一个向量,则 a_{ij} 表示 X_i 在坐标轴F_j上的投影。因子分析的目的就是通过式(5.1)或式(5.2),以 F 代 X,由于一般有 $p < m$,从而达到简化变量维数的愿望(徐鹏,2009)。

2. TOPSIS 法

评价指标同趋势化。设决策问题有 m 个目标$f_j (j = 1, 2, \cdots, m)$,$n$ 个可行解 $Z_i = (Z_{i1}, Z_{i2}, \cdots, Z_{im}) (i = 1, 2, \cdots, n)$；并设该问题的规范化加权目标的理想解是 Z^*,其中

$$Z^+ = (Z_1^+, Z_2^+, \cdots, Z_m^+)$$

那么用欧几里得范数作为距离的测度,则从任意可行解 Z_i 到 Z^+ 的距离为

$$D_i^+ = \sqrt{\sum_{j=1}^{m}(Z_{ij} - Z_j^+)^2}, \quad i = 1, \cdots, n \quad (5.3)$$

式中,Z_{ij} 为第 j 个目标对第 i 个方案(解)的规范化加权值。

同理,设 $Z^- = (Z_1^-, Z_2^-, \cdots, Z_m^-)^{\mathrm{T}}$ 为问题的规范化加权目标的负理想解,则任意可行解 Z_i 到负理想解Z^-之间的距离为

$$D_i^- = \sqrt{\sum_{j=1}^{m}(Z_{ij} - Z_j^-)^2}, \quad i = 1, \cdots, n \tag{5.4}$$

那么,某一可行解对于理想解的相对接近度定义为

$$C_i = \frac{D_i^-}{D_i^- + D_i^+}, \quad 0 \leqslant C_i \leqslant 1; i = 1, \cdots, n \tag{5.5}$$

于是,Z_i 愈靠近理想解,C_i 愈接近于 1;反之,Z_i 愈接近负理想解,C_i 愈接近于 0(刘茜等,2018)。那么,可以对各评价对象的 C_i 值进行比较,从而获得满意解(万广圣,2017)。

5.3　实　证　分　析

5.3.1　中医医疗服务体系综合评价指标的确定

考虑到中医医疗服务机构数、卫生技术人员、中医类医院硬件条件、中医医疗服务量以及中医类医院收支的实际情况,按照指标的可获取性原则,确定中医医疗服务体系综合评价指标有中医类医院数、实际床位数、中医执业(助理)医师数、见习中医师数、中药师(士)数、医疗收入、医疗业务成本、医疗业务成本、门诊病人次均诊疗费用、住院病人人均住院费用、中医类医疗机构诊疗人次、中医类医疗机构出院人数、病床使用率、平均住院日等,具体见表 5.1。

表 5.1　因子分析指标体系

指标名称	指　标　说　明	指标
中医类医院数	每万人中拥有中医类医院数,包括中医医院、中西医结合医院、民族医医院	X_1
实际床位数	每千人中拥有床位数,中医类医院年底固定实有床位数,包括正规床、简易床、监护床、超过半年加床、正在消毒和修理床位、因扩建或大修而停用床位,不包括产科新生儿床、接产室待产床、库存床、观察床、临时加床和病人家属陪侍床	X_2
中医执业(助理)医师数	每千人中拥有中医医师数,指取得医师执业(助理)证书,且实际从事医疗、预防保健工作的人员,不包括实际从事管理工作的中医执业医师或在执业医师的指导下执业、不能独立执业的人员,乡镇的医疗、保健机构中的工作人员除外	X_3

指标名称	指 标 说 明	指标
见习中医师数	每千人中拥有见习中医师数,指取得医学毕业证和学位证书,还没拿到医师执照的轮转医师	X_4
中药师(士)数	每千人中拥有中药师(士)数,指取得执业中药师证书,在医疗预防机构、药事机构和制药企业从事药品调剂、制备、检定和生产的人员	X_5
医疗收入	医疗收入是指医疗卫生机构在开展医疗服务活动中取得的收入。医疗收入分为门诊收入和住院收入,医疗收入中包括药品收入	X_6
医疗业务成本	医疗卫生机构开展医疗服务及其辅助活动发生的各项费用	X_7
门诊病人次均诊疗费用	中医类医院门诊费用/门诊人次	X_8
住院病人人均住院费用	中医类医院全年所有住院病人发生费用的平均数	X_9
中医类医疗机构诊疗人次	中医类医疗卫生机构进行治疗的总人次数,一般包括病人医疗机构就诊的门诊、急诊人次和出诊、下地段、赴家庭病床的人次数,以及到工厂、农村、工地、会议、集体活动等外出诊疗的人次数	X_{10}
中医类医疗机构出院人数	报告期内所有住院后出院的人数,包括医嘱离院、医嘱转其他医疗机构、非医嘱离院、死亡及其他人数,不含家庭病床撤床人数	X_{11}
病床使用率	实际占用总床日数/实际开放总床日数×100%	X_{12}
平均住院日	出院者占用总床日数/出院人数	X_{13}
医师日均担负住院床日	(实际占用总床日数/平均医师人数)/365	X_{14}

5.3.2 因子分析

1. KMO 检验及 Bartlett 球形检验

将选取的指标分别进行主成分分析,具体如表 5.2 所示。结果显示:KMO 检验统计量均大于最低标准 0.5,多数超过 0.6,效果较好,适合做因子分析。Bartlett 球形检验,拒绝单位相关阵的原假设,$P<0.001$,适合做因子分析。

表 5.2   2012—2017 年各年截面数据 KMO 检验及 Bartlett 检验

年份	KMO 检验	Bartlett 球度检验		
		近似卡方值	自由度	P 值
2012	0.663	462.103	91	0.000
2013	0.570	479.496	91	0.000
2014	0.691	498.978	91	0.000
2015	0.637	494.996	91	0.000
2016	0.663	524.326	91	0.000
2017	0.692	514.104	91	0.000

2. 总方差贡献率

2012—2017 年截面数据因子分析法的总方差贡献率如表 5.3 所示,结果显示前 4 个主成分的特征值大于 1,它们的累计贡献率均在 80% 以上,说明这 4 个公因子整体覆盖 80% 以上的二级指标信息,解释程度较高,故选取前 4 个公共因子。

表 5.3   2012—2017 年截面数据因子分析法的总方差贡献率

年份	成分	初始特征值			提取平方和载入			旋转平方和载入		
		合计	方差	累计	合计	方差	累计	合计	方差	累计
2012	1	5.549%	39.635%	39.635%	5.549%	39.635%	39.635%	4.824%	34.455%	34.455%
	2	2.902%	20.729%	60.365%	2.902%	20.729%	60.365%	3.000%	21.431%	55.886%
	3	1.976%	14.114%	74.479%	1.976%	14.114%	74.479%	2.081%	14.863%	70.749%
	4	1.356%	9.683%	84.162%	1.356%	9.683%	84.162%	1.878%	13.413%	84.162%
2013	1	5.435%	38.821%	38.821%	5.435%	38.821%	38.821%	5.083%	36.309%	36.309%
	2	3.123%	22.308%	61.128%	3.123%	22.308%	61.128%	2.872%	20.518%	56.827%
	3	1.947%	13.904%	75.032%	1.947%	13.904%	75.032%	2.373%	16.947%	73.774%
	4	1.037%	7.408%	82.44%	1.037%	7.408%	82.44%	1.213%	8.666%	82.44%
2014	1	5.775%	41.25%	41.25%	5.775%	41.25%	41.25%	5.069%	36.207%	36.207%
	2	3.198%	22.845%	64.094%	3.198%	22.845%	64.094%	3.166%	22.611%	58.818%
	3	1.883%	13.448%	77.543%	1.883%	13.448%	77.543%	2.021%	14.433%	73.252%
	4	1.048%	7.487%	85.03%	1.048%	7.487%	85.03%	1.649%	11.778%	85.03%

年份	成分	初始特征值			提取平方和载入			旋转平方和载入		
		合计	方差	累计	合计	方差	累计	合计	方差	累计
2015	1	5.578%	39.841%	39.841%	5.578%	39.841%	39.841%	4.877%	34.835%	34.835%
	2	3.381%	24.149%	63.99%	3.381%	24.149%	63.99%	3.323%	23.737%	58.572%
	3	1.99%	14.213%	78.203%	1.99%	14.213%	78.203%	2.043%	14.593%	73.165%
	4	1.076%	7.685%	85.888%	1.076%	7.685%	85.888%	1.781%	12.723%	85.888%
2016	1	5.611%	40.081%	40.081%	5.611%	40.081%	40.081%	5.118%	36.559%	36.559%
	2	3.431%	24.509%	64.59%	3.431%	24.509%	64.59%	3.239%	23.137%	59.696%
	3	1.67%	11.925%	76.516%	1.67%	11.925%	76.516%	1.957%	13.982%	73.678%
	4	1.265%	9.035%	85.551%	1.265%	9.035%	85.551%	1.662%	11.873%	85.551%
2017	1	5.638%	40.274%	40.274%	5.638%	40.274%	40.274%	4.748%	33.913%	33.913%
	2	3.328%	23.769%	64.044%	3.328%	23.769%	64.044%	3.494%	24.959%	58.872%
	3	1.992%	14.23%	78.274%	1.992%	14.23%	78.274%	2.023%	14.448%	73.321%
	4	1.275%	9.11%	87.384%	1.275%	9.11%	87.384%	1.969%	14.064%	87.384%

3. 公因子命名及解释

主成分旋转是一系列将成分载荷矩阵变得更容易解释的数学方法,它们尽可能地对成分进行去噪。为了使公共因子变量能够更清晰地反映实用经济信息,本小节使选择的成分保持不相关,用最大四次方值法对初始因子载荷矩阵进行正交旋转,得到旋转后的因子载荷值,见表5.4,再根据旋转后各公共因子项下具有高载荷的指标对公共因子进行命名(盛九元等,2015)。此处仅以2017年数据为例进行说明,由表5.4可知第一个公共因子 F_1 在 X_6、X_7、X_8、X_9 上有较大载荷,可将其命名为收支费用因子;第二个公共因子 F_2 在 X_1、X_2、X_3、X_4、X_5 上有较大载荷,可将其命名为医疗资源因子;第三个公共因子 F_3 在 X_{10}、X_{11} 上有较大载荷,可将其命名为服务能力因子;第四个公共因子 F_4 在 X_{12}、X_{13}、X_{14} 上有较大载荷,可将其命名为服务效率因子。

表 5.4　2017 年旋转后的因子载荷值

二 级 指 标	载 荷 值			
	F_1	F_2	F_3	F_4
中医类医院数	(0.041)	0.861	(0.338)	(0.149)
实际床位数	(0.102)	0.929	0.035	0.197
中医执业(助理)医师数	0.394	0.828	0.090	(0.139)

续表

二　级　指　标	载　荷　值			
	F_1	F_2	F_3	F_4
见习中医师数	0.040	0.519	(0.314)	0.575
中药师（士）数	0.489	0.722	0.026	(0.299)
医疗收入	0.973	(0.027)	0.124	0.102
医疗业务成本	0.972	(0.036)	0.095	0.099
门诊病人次均诊疗费用	0.867	0.260	(0.115)	(0.109)
住院病人人均住院费用	0.959	0.128	0.043	(0.148)
中医类医疗机构诊疗人次	0.484	(0.023)	0.789	(0.008)
中医类医疗机构出院人数	(0.103)	(0.129)	0.930	0.133
病床使用率	0.048	(0.246)	0.466	0.752
平均住院日	0.382	0.500	0.089	(0.618)
医师日均担负住院床日	(0.619)	(0.030)	0.222	0.670

注:括号内表示为负数。

4. 因子评分

利用成分得分系数矩阵表 5.5,采用回归法求得各公共因子得分。此处依然以 2017 年截面数据为例,得到 2017 年因子得分系数矩阵。记 F_1、F_2、F_3、F_4 为所得的成分因子,其得分为原二级指标加权求和。

$$F_1 = -0.059X_1 - 0.077X_2 + \cdots - 0.102X_{14}$$
$$F_2 = 0.249X_1 + 0.327X_2 + \cdots + 0.085X_{14}$$
$$F_3 = -0.082X_1 + 0.095X_2 + \cdots + 0.088X_{14}$$
$$F_4 = -0.012X_1 + 0.138X_2 + \cdots + 0.300X_{14}$$

表 5.5　2017 年因子得分系数矩阵

二　级　指　标	成　　　分			
	F_1	F_2	F_3	F_4
中医类医院数	(0.059)	0.249	(0.082)	(0.012)
实际床位数	(0.077)	0.327	0.095	0.138
中医执业（助理）医师数	0.014	0.249	0.117	(0.020)
见习中医师数	0.067	0.160	(0.215)	0.416

续表

二 级 指 标	成 分			
	F_1	F_2	F_3	F_4
中药师(士)数	0.035	0.194	0.083	(0.100)
医疗收入	0.251	(0.066)	(0.042)	0.153
医疗业务成本	0.254	(0.072)	(0.058)	0.155
门诊病人次均诊疗费用	0.202	0.005	(0.109)	0.059
住院病人人均住院费用	0.215	(0.031)	(0.035)	0.018
中医类医疗机构诊疗人次	0.048	0.035	0.405	(0.065)
中医类医疗机构出院人数	(0.093)	0.064	0.512	(0.071)
病床使用率	0.070	(0.009)	0.130	0.381
平均住院日	(0.018)	0.122	0.153	(0.322)
医师日均担负住院床日	(0.102)	0.085	0.088	0.300

注:括号内表示为负数。

利用成分得分系数矩阵表 5.5,采用回归法求得各公共因子得分。根据成分得分系数矩阵结果,通过计算易得出 2012—2017 年我国各省份中医医疗服务体系公共因子得分以及排名情况,具体见表 5.6。再根据各因子得分,利用各因子的方差贡献率作为权数,各因子方差贡献率与累计贡献率的比值作为因子值系数(胡淼等,2016;何莉等,2014)。分别计算 31 个省(区、市)的综合因子得分 F,通过综合因子得分的大小反映其中医医疗服务的综合实力。

$$F = 0.388F_1 + 0.286F_2 + 0.165F_3 + 0.161F_4$$

表 5.6　我国各省(区、市)2012—2017 年综合因子得分及排名

省份	2012 年		2013 年		2014 年		2015 年		2016 年		2017 年	
	得分	排名	得分	排名	得分	排名	得分	排名	得分	排名	得分	排名
北京	1.80	1	2.31	1	2.08	1	2.02	1	2.21	1	2.07	1
天津	0.59	4	0.64	3	0.54	5	0.43	6	0.62	3	0.26	7
河北	(0.56)	27	(0.38)	26	(0.47)	27	(0.52)	27	(0.31)	23	(0.37)	26
山西	(0.72)	30	(0.24)	20	(0.56)	28	(0.72)	30	(0.22)	20	(0.69)	30
内蒙古	(0.31)	23	(0.33)	22	(0.07)	17	(0.12)	19	0.21	8	0.02	15
辽宁	(0.15)	18	(0.39)	27	(0.19)	20	(0.25)	22	(0.00)	13	(0.31)	22
吉林	(0.62)	28	(0.57)	31	(0.58)	29	(0.59)	29	(0.22)	21	(0.57)	29

省份	2012 年		2013 年		2014 年		2015 年		2016 年		2017 年	
	得分	排名	得分	排名	得分	排名	得分	排名	得分	排名	得分	排名
黑龙江	(0.36)	24	(0.54)	30	(0.34)	23	(0.37)	25	(0.15)	16	(0.49)	28
上海	0.68	3	0.31	7	0.46	6	0.55	4	0.44	4	0.57	3
江苏	0.56	6	0.52	5	0.55	4	0.49	5	0.42	5	0.48	5
浙江	0.81	2	0.68	2	0.82	2	0.70	2	0.75	2	0.67	2
安徽	(0.41)	25	(0.42)	28	(0.40)	24	(0.35)	23	(0.46)	27	(0.29)	20
福建	(0.14)	17	(0.08)	14	(0.16)	19	(0.25)	21	(0.18)	19	(0.31)	21
江西	(0.22)	20	(0.36)	24	(0.26)	21	(0.25)	20	(0.35)	24	(0.36)	24
山东	0.03	12	0.17	8	0.15	10	0.09	12	0.14	9	0.11	10
河南	(0.01)	13	(0.05)	12	0.02	12	(0.09)	17	0.01	12	(0.07)	17
湖北	0.09	11	(0.14)	17	0.09	11	0.10	11	(0.04)	14	0.04	14
湖南	0.24	9	0.10	9	0.19	9	0.12	11	0.09	11	0.08	12
广东	0.43	7	0.45	6	0.29	7	0.17	7	0.38	7	0.23	8
广西	(0.01)	14	(0.00)	11	(0.14)	18	(0.10)	18	(0.39)	25	(0.11)	19
海南	(0.63)	29	(0.28)	21	(0.82)	31	(0.82)	31	(0.72)	31	(0.80)	31
重庆	0.29	8	(0.06)	13	0.19	8	0.35	7	0.10	10	0.29	6
四川	0.58	5	0.52	4	0.58	3	0.55	3	0.39	6	0.53	4
贵州	(0.28)	21	(0.14)	16	(0.27)	22	(0.01)	15	(0.51)	28	0.08	11
云南	(0.30)	22	(0.38)	25	(0.46)	26	(0.36)	24	(0.56)	30	(0.35)	23
西藏	(0.76)	31	(0.54)	29	(0.70)	30	(0.52)	28	(0.51)	29	(0.45)	27
陕西	(0.04)	15	(0.19)	19	(0.04)	15	(0.07)	16	(0.07)	15	(0.07)	18
甘肃	0.13	10	0.00	10	(0.05)	16	0.08	13	(0.18)	18	0.07	13
青海	(0.43)	26	(0.10)	15	(0.03)	14	0.04	14	(0.30)	22	(0.04)	16
宁夏	(0.21)	19	(0.36)	23	(0.40)	25	(0.50)	26	(0.43)	26	(0.37)	25
新疆	(0.07)	16	(0.15)	18	(0.00)	13	0.22	8	(0.16)	17	0.14	9

注:括号内表示为负数。

　　比较 F_1(收支费用因子)可知,北京、上海、天津、浙江、江苏、广东、山东、辽宁、重庆、福建排名位列前十位。以我国具体区域划分,华北和华东地区在中医医疗服务收支能力方面普遍高于西北地区和西南地区,同时门诊病人次均诊疗费用和住院病人人均住院费用也高于西北地区和西南地区。这是因为华北和华东地区相对于西北和西南地区经济发展迅猛,可支配收入增多,居民消费能力变强,客观上为其医疗卫生事业发展提供了经济基础。同时,华北和华东地区在教育事业和对外交流方面也强于西北和西南地区,从而致使人才聚集,医疗机构数量和医疗技术水平不断提高,导致部分重疾患者向以上区域转诊治疗。另外,华北和华东地区在医疗财政拨款方面,其规模和比例大多也高于西北和西南地区。这又进一步扩大了华北和华东地区与西北和西南地区的医疗收支差距。

比较 F_2（医疗资源因子）可知,北京、内蒙古、青海、天津、甘肃、浙江、西藏、重庆、山西、四川人均医疗资源丰富,排名位列前十位。医疗资源总体上可以分为中医医疗服务机构数量、中医医疗卫生技术人员以及中医医疗机构的硬件条件。无论从人均机构数、卫生技术人员还是硬件条件上看,北京、天津、浙江都在全国前列。同时,北京是我国政治、经济、金融、贸易中心,也是国际大都市,其创新、人文、生态皆为中医医疗发展提供了沃土。内蒙古、青海、甘肃、西藏地广人稀,民族医药发达,同时这些省份也非常重视中医药人才的培养。所以西南和西北地区的人均医疗资源强于中部和华南地区,但总体医疗资源弱于华东和华北地区。

比较 F_3（服务能力因子）可知,四川、广东、江苏、浙江、河南、山东、湖北、湖南、湖北、上海、安徽排名位列前十位。这说明这些省份在中医类医疗机构诊疗人次和中医类医疗机构出院人数上表现突出,也就是提供中医药服务能力强于西北和西南地区。

比较 F_4（服务效率因子）可知,上海、北京、江苏、天津、浙江、广东、山东、重庆、湖北、湖南位居前列。这说明华东、华南和华中地区的中医医疗服务机构以较少的服务资源投入获得了较好的服务效果和较高的经济效益,这也是其收支能力相对较强的原因之一。同时,这也进一步说明其资源得到了高效配置,机构得到了平衡运转。

通过对我国各省（区、市）2012—2017 年综合因子得分及排名发现,31 个省（区、市）在任何一年的中医医疗服务综合得分都不同且综合得分排序在样本间也不尽相同。这是因为每年的截面数据是相互独立的,因此不能简单对综合因子得分加总评价,而应通过 TOPSIS 法对因子分析的结果进行综合评价（李福祥等,2016）,解决了因子分析在面板数据中不能加总求和来反映一个地区中医医疗服务体系综合水平的缺陷。

5. TOPSIS 法

为了更合理地评价我国各省（区、市）2012—2017 年的中医医疗服务体系发展情况,通过 TOPSIS 法,将因子分析后的综合得分用 Matlab 软件处理,即可得出每一省份在 2012—2017 这一区间中医医疗服务体系发展水平和排名。如表 5.7

所示,北京、浙江、四川、天津、上海、江苏、广东、重庆得分较高,其最优解贴近度也较高,并随着地区向内陆方向发展,最优解贴近度逐渐降低,与上方因子分析法结果相一致,更好地反映了我国 31 个省(区、市)的中医医疗服务体系发展水平。

由整个样本区间可得,综合因子得分与最优解贴近度所得结果基本一致(杨雪等,2018)。如北京在 2012—2017 年综合因子得分均列第一,保持在较稳定的状态,其最优解贴近度也是第一,发展形势极好;浙江与北京类似;四川在 2012—2017 年的综合因子得分中虽然出现了小幅降低,但总体呈现出上升的趋势,整体的发展态势较为良好,在最终的最优解贴近度排位中位居第三。由此,最优解贴近度较高的省(区、市)综合因子得分也较高,同理,最优解贴近度较低的省(区、市)综合因子得分也较低。如海南在 2012—2017 年的综合因子得分虽然在 2013 年有所提升,但其余年度一直处于倒数状态,其大幅变动的同时分数极低,反映了其发展缓慢且不稳定,使得最优解贴近度为全国倒数。

进一步分析发现,我国 93.5% 的省(区、市)最优解贴近度分布在 0.5 以下,这说明我国各省(区、市)的中医医疗体系发展水平仍较为落后,存在较大的发展空间;仅有 6.5% 的地区的最优解贴近度大于 0.5,究其原因,可能与我国各地区的中医医疗服务体系资源配置不均、卫生技术人员不足、服务效率还需提高等方面有关。

表 5.7　我国 31 个省(区、市)2012—2017 年中医医疗服务体系发展水平综合评价结果及排名

省份	D+	D-	C_i	排名
北京	0.00	2.32	1.00	1
浙江	1.11	1.22	0.52	2
四川	1.28	1.05	0.45	3
天津	1.30	1.04	0.44	4
上海	1.31	1.04	0.44	5
江苏	1.30	1.03	0.44	6
广东	1.45	0.88	0.38	7
重庆	1.56	0.80	0.34	8
湖南	1.60	0.73	0.31	9
山东	1.61	0.71	0.31	10
湖北	1.70	0.65	0.28	11
甘肃	1.71	0.64	0.27	12
新疆	1.72	0.64	0.27	13
河南	1.74	0.59	0.25	14

省份	D+	D-	C_i	排名
陕西	1.78	0.56	0.24	15
内蒙古	1.80	0.57	0.24	16
广西	1.82	0.52	0.22	17
青海	1.83	0.53	0.22	18
贵州	1.87	0.50	0.21	19
福建	1.86	0.46	0.20	20
辽宁	1.89	0.46	0.20	21
江西	1.96	0.38	0.16	22
黑龙江	2.02	0.34	0.14	23
宁夏	2.02	0.32	0.14	24
安徽	2.03	0.31	0.13	25
云南	2.04	0.30	0.13	26
河北	2.06	0.27	0.12	27
山西	2.14	0.22	0.09	28
吉林	2.14	0.22	0.09	29
西藏	2.18	0.18	0.08	30
海南	2.27	0.10	0.04	31

注:D+表示评价对象到正理想解的距离,D-表示评价对象到负理想解的距离,C_i表示最优解贴近度。

5.4 总结与讨论

综上所述,在我国中医医疗服务体系发展的过程中,占主导作用的是医疗收支水平,其次是医疗资源实力,然后是医疗服务能力,最后是医疗服务效率。综合因子得分与最优解贴近度所得结果基本一致,北京、浙江、四川、天津、上海、江苏、广东、重庆、湖南、山东的中医医疗服务体系综合排名位列全国前十位。西北与西南地区的中医医疗服务体系发展水平弱于华东和华中地区;东北地区发展趋于平衡,各省份间实力相近;华北和华南地区各省份间发展不均衡,实力差距较大。这充分反映了我国中医医疗服务体系在医疗资源、服务能力、服务效率和医疗收支方面的不平衡和不充分，全国中医医疗服务体系发展呈现东强西弱、南优北劣的现状。基于以上分析，笔者认为政府可以在政策与投入上加大对中医药服务事业的支持，注重对新一代中医药人才的培养，提升中医药高等院校的办学水平和教学实力，并由东部向中西部输送人才，增强中西部医疗资源实力，由点及面，平衡东中西部医疗资源分配不均的问题，也可通过对口支援、医疗联合体、远程医疗服务，提高西部医疗服务能力。

第6章 我国中医类医院运行效率的测度与评价

6.1 数据来源与研究方法

6.1.1 数据来源

本章数据来源于《中国统计年鉴（2018）》《中国卫生和计划生育统计年鉴（2018）》以及《全国中医药统计摘编（2017）》。研究对象为31个省（区、市）的中医类医院，具体包括中医医院、中西医结合医院和民族医院。

6.1.2 研究方法

DEA是Charnes等在1978年提出的一种关于效率测度的非线性规划模型。在实践中，DEA已被广泛应用于银行、农业、交通、医疗、能源、教育等诸多领域。本章采用Fried等（2002）提出的三阶段DEA模型对各决策单元的技术效率进行测度。相较于传统DEA方法，三阶段DEA剔除了外部环境变量带来的影响，使测量的结果更加准确、可靠。

第一阶段采用投入导向的BCC模型来计算各省（区、市）中医类医院的综合技术效率、纯技术效率和规模效率。其中，综合技术效率为纯技术效率和规模效率的乘积。当综合技术效率等于1时，表示该决策单元技术有效且处于技术前沿面上；当综合技术效率小于1时，表示该决策单元尚未达到生产前沿面，存在投入冗余，需优化生产规模或提高技术水平。

第二阶段采用SFA回归的目的是剔除环境因素和随机干扰对效率测度的影响，以便将所有决策单元调整于相同的外部环境中。我们将第一阶段获得的投入冗余作为因变量，将环境变量作为自变量，建立的SFA模型如下：

$$S_{ni} = f(Z_i; \beta_n) + V_{ni} + \mu_{ni}, \quad i = 1, 2, \cdots, I; n = 1, 2, \cdots, N$$

其中，S_{ni}是第 i 个决策单元第 n 项投入的松弛值，Z_i是环境变量，β_n是环境变量的系数；$V_{ni}+\mu_{ni}$是混合误差项，V_{ni}表示随机干扰，μ_{ni}表示管理无效率。$V\sim N(0,\sigma_v^2)$是随机误差项，表示随机干扰因素对投入松弛变量的影响；μ 是管理无效率，表示管理因素对投入松弛变量的影响，假设其服从在零点截断的正态分布，即 $\mu\sim N^+(0,\sigma_v^2)$。

第三阶段是将 SFA 测算的调整后投入与原始产出相结合，同样采用传统 DEA-BCC 模型，再次测算我国各地区中医类医院的综合技术效率、纯技术效率和规模效率，此时的效率已经剔除了环境因素和随机噪声的干扰，其结果是相对真实准确的。

6.1.3　指标选取

在通过 DEA 进行效率分析时，投入与产出指标的选择是评价的关键，不同的因素组合往往会对结果的输出产生一定的差别，因此被选取的投入指标与产出指标要具有代表性、独立性、核心性等特征（张航等，2015）。另外，指标在设计时，还要充分考虑指标之间的交叉重叠问题，防止结果有偏差，造成误导。通过文献回顾发现，医疗卫生机构的运营主要涉及人力、物力和财力三个方面的要素投入，其中人力泛指职工数和卫生技术人员数，物力一般特指设备和固定资产，财力主要包括医疗成本、管理费用和业务支出等（董四平等，2014；刘鹏程等，2016；田帝等，2019；李志广等，2019）。而产出指标总体可分为医疗收入和治疗效果两个方面，且治疗效果一般采用门急诊人次、入院人数、出院人数等指标测量。

基于国内外文献分析以及指标的可获得性，本章最终选取机构数、实际床位数和中医药人员数作为投入指标，选取诊疗人次和出院人数作为产出指标（卢秀芳等，2017；黄算等，2014；曾雁冰等，2019；陈聚祥等，2016；张玥，2018）。为满足分离假设，环境变量需选取对中医类医院运营效率产生影响但又不可主观控制和改变的因素（徐书彬等，2019）。结合我国医疗卫生机构发展的自身特点，本章最终选取城市人口密度、地区生产总值、总抚养比、病死率和中医机构财政拨款作为环境变量（刘芹等，2019；于珺，2019；张航等，2016）。各指标的描述性统计如表 6.1 所示，机构数、实际床位数、中医药人员数的标准差较大，说明我国各省（区、市）在中医药医疗资源投入方面存在显著差异，而诊疗人次和出院人数的极差更加反映了地区之间医疗服务实力的悬殊。

表 6.1　投入、产出和环境变量指标的描述性统计

指标	变量	均值	标准差	极小值	极大值
投入	机构数（个）	147.29	77.67	24.00	300.00
	实际床位数（张）	30688.90	18487.66	1916.00	66128.00
	中医药人员数（人）	21405.06	14136.01	1872.00	56904.00
产出	诊疗人次（万人次）	1947.74	1501.23	154.10	5701.70
	出院人数（人）	908404.71	598459.25	32461.00	2129914.00
环境变量	城市人口密度（人/平方公里）	2796.58	1098.37	1144.00	5515.00
	地区生产总值（亿元）	27327.10	22186.91	1310.92	89705.23
	总抚养比	38.45%	5.77%	28.34%	47.26%
	病死率	0.42%	0.30%	0.10%	1.30%
	中医机构财政拨款（万元）	128446.13	69061.03	31610.61	339037.94

6.2　结　　果

6.2.1　相关性分析

在运用三阶段 DEA 模型之前，需要检验投入指标和产出指标间的相关性，判断所选取的指标是否相互影响。从估计的相关系数结果来看，除机构数和诊疗人次相关性为 0.523 外，其他投入指标和产出指标的相关性均大于等于 0.70，且在 0.01 水平上显著相关，这说明投入指标和产出指标具有较高的相关性，符合 DEA 模型对数据的同向性要求。投入、产出指标的 Pearson 相关矩阵如表 6.2 所示。

表 6.2　投入、产出指标的相关性分析

	机构数	实际床位数	中医药人员数	诊疗人次	出院人数
机构数	1				
实际床位数	0.826**	1			
中医药人员数	0.829**	0.940**	1		

	机构数	实际床位数	中医药人员数	诊疗人次	出院人数
诊疗人次	0.523**	0.715**	0.806**	1	
出院人数	0.736**	0.983**	0.908**	0.700**	1

注:** 表示在 0.01 水平上显著相关。

6.2.2 第一阶段:基于原始数据的 BCC 模型分析

运用 DEAP 2.1 软件,将机构数、实际床位数和中医药人员数作为投入指标,将诊疗人次和出院人数作为产出指标,利用传统 DEA 投入导向的 BCC 模型,对我国 31 个省(区、市)中医类医院的运行效率进行测度。表 6.3 显示,我国中医类医院的综合技术效率、纯技术效率和规模效率分别为 0.811、0894 和 0.913,仅上海、江苏、安徽 3 个省份实现规模报酬不变,14 个省份处于规模报酬递增,仍有 14 个省份处于规模报酬递减的状态,这表明我国中医类医院总体运营欠佳,需要进一步优化其生产规模和管理水平。

表 6.3 传统 DEA 模型结果

省份	综合技术效率	纯技术效率	规模效率	规模报酬
北京	0.681	1	0.681	drs
天津	0.634	0.694	0.913	irs
河北	0.835	0.892	0.935	drs
山西	0.546	0.547	0.998	irs
内蒙古	0.629	0.63	0.998	drs
辽宁	0.661	0.662	0.999	irs
吉林	0.636	0.655	0.97	irs
黑龙江	0.682	0.695	0.98	irs
上海	1	1	1	—
江苏	1	1	1	—
浙江	0.78	1	0.78	drs
安徽	1	1	1	—
福建	0.769	0.795	0.967	drs
江西	0.913	0.914	0.999	irs
山东	0.829	0.922	0.899	drs

省份	综合技术效率	纯技术效率	规模效率	规模报酬
河南	0.807	0.955	0.845	drs
湖北	0.995	1	0.995	drs
湖南	0.952	1	0.952	drs
广东	0.848	1	0.848	drs
广西	0.953	0.974	0.979	drs
海南	0.793	1	0.793	irs
重庆	0.909	0.922	0.986	drs
四川	0.874	1	0.874	drs
贵州	0.995	0.996	0.999	irs
云南	0.946	0.951	0.995	irs
西藏	0.449	1	0.449	irs
陕西	0.891	0.904	0.985	drs
甘肃	0.83	0.831	0.998	irs
青海	0.613	0.863	0.711	irs
宁夏	0.787	0.955	0.825	irs
新疆	0.905	0.955	0.947	irs
平均	0.811	0.894	0.913	

注:irs 表示规模报酬递增;drs 表示规模报酬递减;—表示规模报酬不变。

由于以上结果并未考虑外部环境变量的影响,并不能真实反映我国中医类医院实际的运营状况。因此,需要排除外部环境变量等因素,重新对技术效率进行测度与评价(徐凯等,2019)。

6.2.3 第二阶段:基于 SFA 回归对环境变量分析和投入变量的调整

运用 Frontier 4.1 软件,将机构数松弛变量、实际床位数松弛变量和中医药人员数松弛变量作为被解释变量,将选取的 5 个环境变量作为解释变量,进行 SFA 回归分析,结果如表 6.4 所示。当回归系数为正值时,表示增加该环境变量会带来投入变量松弛值(投入冗余)的增长,导致产量不变时投入增加或者投入不变时产量降低,会对医院运行效率产生负向作用。相反,若回归系数为负值时,环境变量的增加有利于降低投入变量松弛值,提高医院运行效率。因此环境变量对投入变量松弛值为正向促进、负向抑制,对运营效率表现的是负向抑制、正向促进。

表 6.4　SFA 回归分析结果

	机构数松弛变量	实际床位数松弛变量	中医药人员数松弛变量
常数项	−127.93***	−5022.09***	6193.47***
	−127.52	−481.37	6174.84
城市人口密度	21.60***	627.77***	533.95***
	17.40	108.34	455.04
地区生产总值	−6.44***	−333.72**	827.81***
	−2.58	−2.18	697.84
总抚养比	−0.98	−5.33	−142.91***
	−0.62	−0.25	−38.25
病死率	−25.96***	2.84	−1042.96***
	−25.82	0.01	−1042.84
财政拨款	5.40***	302.93*	−1166.66***
	2.73	1.31	−888.52
σ^2	5801.23	22721897	21134418
γ	1.00	1.00	1.00
对数似然函数	−154.48	−282.10	−282.82
单边似然比检验	18.87***	20.10***	16.41***

注:* 表示 $P<0.1$,** 表示 $P<0.05$,*** 表示 $P<0.01$;每一项对应的第二行结果表示估计系数的 t 统计量。

表 6.4 结果显示,广义单边似然比检验在 0.01 水平上显著,说明测量各决策单元技术效率时,对环境变量进行剥离是合理和必要的。另外,三个变量的 γ 值均为 1.00,说明机构数松弛值、实际床位数松弛值及中医药人员数松弛值皆由管理无效率所致,而非随机干扰(罗颖等,2019)。从回归结果来看,城市人口密度与各地区中医类医院投入冗余具有显著正向关系,即城市人口密度对中医类医院的运营效率具有抑制作用。虽然地区人口密度能够直接影响政府医疗卫生资源的配置比例,但不是影响医院运营效率的根本原因。人口总量不会直接为医院创造门急诊人次和住院人数,居民的健康指数和生活水平才是导致患者发病率的本质所在,所以受地区人口密度直接影响的中医药资源配置失衡是导致中医类医院运营欠佳的原因之一。总抚养比的系数均为负数,且对中医药人员数松弛变量通过了 1%

显著性检验。同时,病死率除对实际床位数松弛变量正向不显著外,对机构数松弛变量和中医药人员数松弛变量皆为负向显著。这表明总抚养比和病死率的增大是促进中医类医院技术效率提升的原因之一,可能的原因是人口老龄化加速了总抚养比和病死率,致使医院在既定的规模和要素投入下,服务能力和水平被间接放大,为医院的高效运营奠定了患者基础。

然而,地区经济水平和政府财政支持却对中医类医院的技术效率表现为截然不同的效应。SFA 模型回归结果显示,地区生产总值对机构数松弛变量和实际床位数松弛变量呈现显著负向关系,而财政拨款却恰恰相反。类似地,地区生产总值对中医药人员数松弛变量表现为正向促进作用,而财政拨款却对中医药人员数松弛变量表现为负向抑制作用。这说明地区经济发展水平能够约束中医类医院盲目扩张,吸引大量人才涌入,从而提升中医类医院的技术与管理水平。但过度的中医药人员数投入,会造成投入冗余,也会导致中医类医院技术效率下滑。另外,财政拨款的增加伴随着中医类医院的快速扩张,但受限于医院既定的管理水平和技术能力未能匹配其对应的规模,从而间接负向作用于中医类医院的运营效率。同时,我们还发现财政拨款可以通过减少中医药人员投入冗余来促进医院的高效运营。

6.2.4　第三阶段:基于调整后投入与产出数据的 BCC 模型分析

将调整后的机构数、实际床位数以及中医药人员数三个投入指标与原始产出指标结合,再次进行 DEA 效率分析时,发现我国中医类医院的综合技术效率、纯技术效率和规模效率分别为 0.816、0.902 和 0.909。这意味着在剔除外部环境变量的影响后,我国中医类医院技术效率降低是由于规模报酬不足和技术管理水平不足共同导致的,说明现阶段我国中医类医院在追求规模迅速扩张的同时,与之相匹配的技术先进性和管理科学性尚有待提高。

如图 6.1 所示,在剔除外部环境变量和管理无效率影响之后,湖北省中医类医院的整体运营达到了技术最前沿,成为新增综合技术效率为 1 的省份。四川、广东、湖南三省调整后的综合技术效率增幅较为明显,而海南的降幅却高达 12.48%。西藏的综合技术效率调整前后一直在全国垫底,说明其中医类医院的发展急需通过人才引进和技术更新实现高效运营。

接下来,我们基于区域视角,对 2017 年我国中医类医院的综合技术效率、纯技术效率以及规模效率进行比较分析。本小节按照中国地理区域划分标准,将 31 个省(区、市)分为七大区域,分别是东北(辽宁、吉林、黑龙江)、华东(上海、江苏、浙江、安徽、福建、江西、山东)、华北(北京、天津、河北、山西、内蒙古)、华中(河南、湖北、湖南)、华南(广东、广西、海南)、西南(重庆、四川、贵州、云南、西藏)和西北(陕西、甘肃、青海、宁夏、新疆),具体计算结果如表6.5所示。

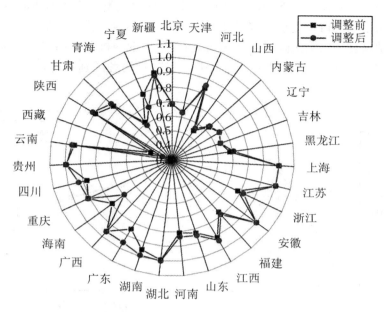

图6.1 中医类医院三阶段 DEA 调整前后综合技术效率变化

表6.5 中医类医院三阶段 DEA 调整前后效率情况

地区	综合技术效率		纯技术效率		规模效率	
	调整前	调整后	调整前	调整后	调整前	调整后
东北	0.660	0.669	0.671	0.705	0.983	0.951
华东	0.899	0.914	0.947	0.954	0.949	0.958
华北	0.665	0.674	0.753	0.777	0.905	0.887
华中	0.918	0.942	0.985	0.983	0.931	0.957
华南	0.865	0.869	0.991	0.991	0.873	0.877
西南	0.835	0.831	0.974	0.978	0.861	0.853
西北	0.805	0.786	0.902	0.891	0.893	0.881
平均	0.811	0.816	0.894	0.902	0.913	0.909

调整后的结果显示,2017 年我国中医类医院的综合技术效率均值为 0.816,整体表现一般。调整后各区域综合技术效率排序为:华中(0.942)＞华东(0.914)＞华南(0.869)＞西南(0.831)＞西北(0.786)＞华北(0.674)＞东北(0.669),区域间技术效率存在明显差异。另外,东北、华东、华北、华中和华南地区调整后的综合技

术效率呈现增长变化,且华中地区综合技术效率增幅最为显著(图6.2)。而西南和西北地区却整体出现下滑,这说明以上地区的中医类医院外部环境相对较差,具体表现为地区人口密度小,总抚养比相对偏低,地区经济发展落后。东北和华北地区较其他区域中医类医院运营状况表现较差,出现两极分化趋势。这种差异提示我们,在扩大生产规模和提高管理水平上需要对两者区别对待,进一步优化资源配置。

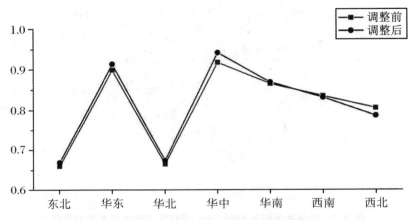

图6.2 中医类医院综合技术效率三阶段DEA调整前后均值比较

6.3 总结与讨论

6.3.1 研究结论

运用三阶段DEA方法分析2017年我国各地区中医类医院的运行效率,其结果显示如下:

(1)我国中医类医院运行效率整体表现一般,调整后其综合技术效率、纯技术效率和规模效率分别为0.816、0.902和0.909。与调整前相比,除规模效率下降0.004外,综合技术效率和纯技术效率分别上升0.005和0.008。这表明外部环境的统一,能够更加真实、准确地体现我国中医类医院规模效率和管理水平。

(2)调整后效率测算的结果较调整前存在显著差异,环境因素对各地区中医类医院运行效率影响较大。城市人口密度的增加会误导政府对公共卫生资源的配置,从而对中医类医院的运营效率产生抑制作用。总抚养比和病死率的系数为负值,说明人口老龄化加速了总抚养比,致使中医类医院服务能力被间接放大,是促进中医类医院技术效率提升的主要因素。地区经济发展水平的提升虽然能够提高医院技术与管理水平,但会造成中医药人员数投入冗余增加。与之相反的是,财政拨款的增加会间接负向作用中医类医院的运营效率,但可以通过减少中医药人员投入冗余促进医院的高效运营。

（3）调整后的省际和区域间中医类医院综合技术效率差距明显。全国仅上海、江苏、安徽、湖北四地效率达到最优,西藏综合技术效率低至 0.368;华中地区中医类医院运营最佳(0.942),东北地区中医类医院综合技术效率最低(0.669)。东北、华东、华北、华中和华南地区调整后的综合技术效率呈现略微上升,而西南和西北地区却整体出现下滑,说明我国中医类医院的运营和发展还有很大的上升空间,需要进一步优化各地区中医类医院的投入规模和管理水平。

6.3.2　管理启示

三阶段 DEA 结果显示,各地区中医类医院运营状况存在显著差异。政府应正视区域差异问题,加强部分地区中医药事业的政策倾斜,积极推进各地分级诊疗进程,建立院系间"医联体",促进中医药事业的均衡发展(鄢错灵等,2018)。

由于外部环境因素对效率产生显著影响,改善外部环境是促进中医类医院高效运行的重要方式。第一,各地区不仅要提高中医药财政拨款中支持中医药人才发展的比例,还要优化城市宜居与创新环境,通过技术创新实现产业升级,从而提高地区医疗服务水平;第二,要适当降低居民集聚水平,健康合理地推进我国城镇化进程,实现区域中医药卫生资源配置公平;第三,要改善政府卫生财政拨款中机构数目和基础设施的投入,减少浪费。

6.3.3　贡献与不足

本章的贡献主要体现在两个方面:一是运用三阶段 DEA 模型对我国中医类医院运行效率进行了较为客观的评价,为我国中医药卫生资源合理配置和规划提供了参考。二是首次将总抚养比、病死率等环境指标应用于医疗卫生机构的效率评价,为相关学者进行后续研究提供了新的思路。但受限于产出指标数据的可获得性,缺少医疗收入方面的相关指标,可能会导致结果有偏。另外,本章仅选取 2017年截面数据对我国中医类医院的运行效率进行测度与评价,下一步将通过面板数据动态评价我国中医类医院全要素生产率的变化。

第 7 章　我国中医类医院全要素生产率的测度与评价

新冠疫情是一次重大突发公共卫生事件,对我国医疗卫生体系提出了重大挑战,也对我国经济社会造成了较大冲击。疫情暴发以来,中医药深度介入,全程救治,在不同阶段都取得了成效,受到国内外越来越多的民众认可。

作为中医医疗服务体系的主体(李志广,张薇等,2020),中医类医院的运营状况直接反映了我国中医药卫生资源的配置效率。效率测度是评价医疗卫生行业目标配置绩效的有效方法。DEA 被广泛用于评估具有多个输入和输出的决策单元(DMUs)的相对效率。然而,在中医医疗服务机构的实际评价中,研究者往往关注决策单位在一定时间段内的静态分析,很少对不同时间段内的动态运行效率进行评价,比如陈芳,蒋建华等(2018)、白倩等(2019)的研究。本章通过 DEA-Malmquist 模型对 2012—2017 年全国 31 个省(区、市)中医类医院运行效率进行测度与评价,以期为我国中医药卫生资源合理配置和规划提供参考。

7.1　数据来源与研究方法

7.1.1　数据来源

本章数据来源于 2012—2017 年《中国卫生和计划生育统计年鉴》和《中国中医药统计摘编》。研究对象为 31 个省(区、市)的中医类医院,具体包括中医医院、中西医结合医院和民族医院。

7.1.2　研究方法

本章采用 Fare 等(1994)提出的 DEA-Malmquist 模型来测度我国医疗卫生机构的全要素生产率,它克服了传统 DEA 模型静态评价的缺陷,通过面板数据动态反映我国医疗卫生机构在不同时期全要素生产率的变化,从而使结果更加准确可

靠。根据 DEA 的基本原理,建立如下模型:

$$M_0^{t,t+1}(x_{t+1},y_{t+1};x_t,y_t) = \left[\frac{d_0^t(x_{t+1},y_{t+1})}{d_0^t(x_t,y_t)} \times \frac{d_0^{t+1}(x_{t+1},y_{t+1})}{d_0^{t+1}(x_t,y_t)}\right]^{\frac{1}{2}}$$

该模型中,$M_0^{t,t+1}(x_{t+1},y_{t+1};x_t,y_t)$ 即为 Malmquist 指数,$d_0^t(x_t,y_t)$ 和 $d_0^{t+1}(x_{t+1},y_{t+1})$ 分别表示 t 和 $t+1$ 时期技术水平下医疗卫生机构的效率水平,$d_0^t(x_{t+1},y_{t+1})$ 是 t 时期技术水平下 $t+1$ 期的效率水平,$d_0^{t+1}(x_t,y_t)$ 是 $t+1$ 时期技术水平下 t 期的效率水平。若 Malmquist 指数大于 1,则表示该医疗卫生机构在 t 和 $t+1$ 时期生产力水平上升,反之下降。若 Malmquist 指数等于 1,则表示该医疗卫生机构在 t 和 $t+1$ 时期生产力水平不变。

7.1.3　指标选取

在通过 DEA 进行效率分析时,投入与产出指标的选择是评价的关键,不同的因素组合往往会对结果的输出产生一定的差别。因此,在指标设计时要充分考虑指标间的重复性和交叉性,还要关注投入与产出的同向关联性。通过文献回顾发现,中医类医院在实际运营过程中主要涉及人力、物力和财力三个方面的要素投入,而产出指标大体可分为医疗服务、医疗收入和诊疗效果。基于国内外文献分析以及数据的披露情况(表 7.1),本章最终选取机构数、实际床位数和中医药人员数作为投入指标,选取诊疗人次和入院人数作为产出指标(Jiang et al.,2017;王颖等,2015;赵临等,2015;向嫒薇等,2017;吴建等,2017;瞿茜等,2020;杨雨晨等,2019;陈云,2019;李萌等,2019;李志广等,2019;陈芳,向嫒薇等,2018;张玥,2018;白倩等,2019;景日泽等,2018)。

表 7.1　医疗卫生机构运行效率的投入与产出指标分析

作者	区域	时间	研究对象	方法	投入指标	产出指标
王颖等	山东省	2006—2012	县级公立医院	DEA-Malmquist	床位数、职工总数、年总支出	年门急诊总量、出院人数、年总收入
瞿茜等	武汉市	2017	卫生资源	DEA	医务人员数量、万元以上设备数、床位数	门诊总诊疗人次、年出院人数、病床使用率、患者平均住院日
杨雨晨	中国	2015—2017	三级公立医院	DEA-Malmquist	卫生技术人员数、实有床位数、万元以上设备台数	总诊疗人次、入院人数、病床使用率

作者	区域	时间	研究对象	方　法	投入指标	产出指标
陈云	中国	2012—2016	中医类医疗机构	DEA	财政补助收入、中医执业医师人数、实有床位数	年诊疗总人次、医疗业务收入
陈芳等	广东省	2011—2015	中医医院	DEA-Tobit	床位数、卫生技术人员数、万元以上设备数、建筑面积	总诊疗人次、年业务收入、病床使用率
张玥	中国	2016	卫生服务	DEA	卫生总费用、卫生技术人员、医疗机构床位数	医疗收入、门急诊量、出院患者数、床位使用率
白倩等	北京市	2017	公立中医类医院	DEA	卫生技术人员数、实有床位数、财政补助收入	门诊人次数、出院人次数
景日泽等	北京市	2006—2015	公立医院、民营医院	DEA	医院数量、卫生技术人员数、实有床位数	门急诊人次数、出院人数、业务收入
向媛薇等	广东省	2010—2014	民营医院	DEA-Tobit	卫生技术人员、总业务用房面积、万元以上设备总值、床位数	门急诊人次、入院人次
吴建等	河南省	2015	公立医院	三阶段 DEA	平均开放床位数、卫生技术人员数、固定资产	诊疗人次、出院人数、医院收入
李萌等	中国	2010—2016	医院	Bootstrap-Malmquist-DEA	医院人员数、床位数	医院诊疗人次、医院出院人数
赵临等	中国	2012	医院	DEA	医院数量、卫生技术人员数、床位数	年诊疗人次、医师日均负担诊疗人次、年出院人次、病床使用率
Jiang 等	中国	2008—2012	县级公立医院	DEA-Tobit	医生数、护士数、医技人员数、实有床位数	门急诊人次、住院天数
李志广等	安徽省	2007—2017	医院	DEA-Malmquist	实有床位数、医院职工数、总支出	门急诊人次、入院人数、总收入

7.1.4　描述性分析

表 7.2 显示,2012—2017 年我国中医医疗卫生资源呈明显递增趋势,机构数、实际床位数和中医药人员数的年平均增长率分别为 6.03%、9.21% 和 6.33%。与之对应的是中医医疗服务能力的显著提升,2012—2017 年我国中医类医院年诊疗人次由 45120.30 万人增加至 60379.80 万人,出院人数由 1798.95 万人增加至 2816.05 万人,其平均增长率分别为 6.02% 和 9.40%,投入与产出增速基本持平。

表 7.2　2012—2017 年投入、产出指标的描述性分析

年份	机构数(个)	实际床位数(千张)	中医药人员数(人)	诊疗人次(万人)	出院人数(万人)
2012	3409	612.777	488367	45120.30	1798.95
	5.31%	12.08%	6.99%	8.49%	11.73%
2013	3590	686.793	522519	48952.60	2010.05
	3.96%	9.94%	4.35%	8.39%	10.80%
2014	3732	755.05	545250	53058.30	2227.11
	6.27%	8.52%	6.45%	3.42%	5.49%
2015	3966	819.412	580422	54870.70	2349.31
	6.86%	7.07%	5.56%	5.10%	8.83%
2016	4238	877.313	612694	57670.30	2556.73
	7.74%	8.44%	8.30%	4.70%	10.14%
2017	4566	951.356	663557	60379.80	2816.05
平均	6.03%	9.21%	6.33%	6.02%	9.40%

注:"机构数"指中医类医院机构数目,包括各级中医、中西医结合、民族医院机构;"实际床位数"指中医类医院年底固定实有床位数;"中医药人员数"指中医执业医师、中医执业助理医师、见习中医师、中药师(士)数合计;"诊疗人次"指中医类医院所有诊疗工作的总人次数;"出院人数"指中医类医院报告期内所有住院后出院的人数。

7.2 结　　果

7.2.1　相关性分析

运用 DEA 方法测算效率要求投入和产出指标必须具备同向性,并且需要对投入和产出指标进行相关性分析,判断二者是否相互影响。表 7.3 显示,除机构数和诊疗人次相关系数为 0.499 外,其他指标间相关系数均大于 0.65,且均在 0.01 水平上显著相关,说明指标的选择符合数据包络分析效率测算的基本要求。

表 7.3　投入、产出指标的相关性分析

	机构数	实际床位数	中医药人员数	诊疗人次	出院人数
机构数	1				
实际床位数	0.818***	1			
中医药人员数	0.820***	0.934***	1		
诊疗人次	0.499***	0.695***	0.778***	1	
出院人数	0.734***	0.984***	0.904***	0.677***	1

注:*** 表示在 0.01 水平上显著相关。

7.2.2　我国中医类医院效率及规模报酬情况

由表 7.4 可知,2012—2017 年我国中医类医院平均综合技术效率整体呈下降趋势,但 2014 年明显上升,由 2013 年的 0.848 上升至 2014 年的 0.856,之后逐年降低。全国中医类医院纯技术效率和规模效率测算结果与综合技术效率变化趋势基本保持一致。纵向比较规模报酬变动情况发现,2012—2017 年规模报酬不变(规模效率=1)的省份总体呈下降趋势,而规模报酬递减的省份表现为先增后降之势,且在 2015 年以后,规模报酬递增的省份明显低于规模报酬递减的省份。这说明党的十八大以来,中医药事业在政府的支持、推动下取得了较快进展,但也随即带来了投入冗余和资源浪费的问题。

表 7.4　2012—2017 年我国中医类医院效率与规模报酬情况

年份	综合技术效率	纯技术效率	规模效率	规模报酬不变——	规模报酬递增（irs）	规模报酬递减（drs）
2012	0.865	0.920	0.943	9	15	7
2013	0.848	0.908	0.937	8	15	8
2014	0.856	0.915	0.938	6	16	9
2015	0.833	0.902	0.928	6	8	17
2016	0.828	0.902	0.923	5	11	15
2017	0.811	0.894	0.913	3	14	14
平均	0.840	0.907	0.930	6	13	12

7.2.3　我国各地区中医类医院效率变化及趋势

本小节基于区域视角,将全国 31 个省(区、市)按地理区域划分为东部、中部和西部,整体分析各区域的效率变化。图 7.1 描述的是我国各地区中医类医院综合技术效率、纯技术效率、规模效率的变化。其中,东部地区包括北京、天津、河北、辽宁、上海、江苏、浙江、福建、山东、广东、海南 11 个省份;中部为 8 个省份,分别为山西、吉林、黑龙江、安徽、江西、河南、湖北和湖南;西部地区由内蒙古、重庆、广西、四川、贵州、云南、西藏、陕西、甘肃、青海、宁夏、新疆 12 个省份组成。

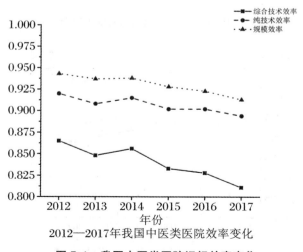

2012—2017年我国中医类医院效率变化

图 7.1　我国中医类医院运行效率变化

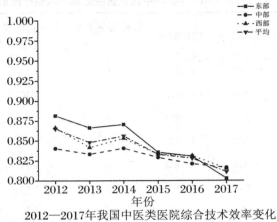

2012—2017年我国中医类医院综合技术效率变化

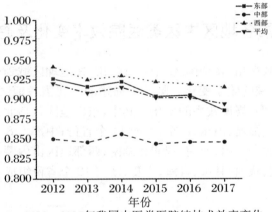

2012—2017年我国中医类医院纯技术效率变化

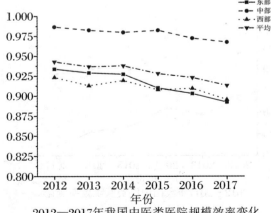

2012—2017年我国中医类医院规模效率变化

图7.1　我国中医类医院运行效率变化(续)

进一步分析发现,2012—2017 年我国中医类医院综合技术效率总体呈下降趋势。东部地区综合技术效率下降最显著,先后被西部和中部地区赶超,成为综合技术效率最低的区域,而中部地区综合技术效率由于整体下降幅度有限,至 2017 年已超过西部和东部地区。通过对 2012—2017 年我国中医类医院效率变化分解发现,综合技术效率受纯技术效率值偏低的影响大于规模效率。纯技术效率整体呈略微下降趋势,2012—2017 年我国中医类医院纯技术效率排序一直是西部>东部>中部。在纯技术效率上,"中部塌陷"的现象较为严重,但是相较于东部和西部地区的降幅,中部地区在 2012—2017 年波动幅度最小,一直稳定在 0.850 左右。中部地区的纯技术效率与东部和西部差距较大。规模效率变化数据显示,2012—2017 年东中西部地区规模效率均呈现下降态势,其中中部地区规模效率最高、降幅最小(2.0%),东部地区降幅最大(4.5%),并在 2016 年被西部地区赶超,成为全国规模效率最低的地区。说明我国中医类医院需进一步优化医院规模,提高管理和技术水平。

7.2.4　我国中医类医院全要素生产率变化

根据 2012—2017 年我国中医类医院全要素生产率变动及 Malmquist 指数分解情况(表 7.5),可知全要素生产率变动均值为 1.004,即 TFP 年均上升 0.4%。2012—2017 年,我国中医类医院全要素生产率增长有所波动,除 2014—2015 年全要素生产率略小于 1(0.968)外,其余年份均大于 1,说明我国中医类医院运行效率总体呈上升趋势。另外,综合技术效率变动与技术变动的均值分别为 0.986 和1.018,即综合技术效率变动年均下降 1.4%、技术变动年均上升 1.8%,可见全要素生产率的增长得益于技术进步,而综合技术效率变动抑制了我国中医类医院全要素生产率的改善。纯技术效率和规模效率年均下降分别为 0.6% 和 0.8%,二者变化趋势大致相同,这说明我国中医类医院规模报酬尚未达到最优,组织管理水平也有进步空间。

表 7.5　我国中医类医院运行效率的 Malmquist 指数

年度	综合技术效率变动(Effech)	技术变动(Techch)	纯技术效率变动(Pech)	规模效率变动(Sech)	全要素生产率变动(TFP)
2012—2013	0.978	1.026	0.988	0.99	1.004
2013—1014	1.012	1.014	1.009	1.003	1.027
2014—2015	0.97	0.998	0.983	0.987	0.968
2015—2016	0.996	1.022	1	0.996	1.018
2016—2017	0.976	1.029	0.991	0.985	1.004
平均	0.986	1.018	0.994	0.992	1.004

基于我国中医类医院全要素生产率的分布(表7.6),以综合技术效率变动为横轴,技术变动为纵轴,以我国各省技术效率和技术变化的均值为分界线,将31个省(区、市)的全要素生产率分解为四种类型,分别是经营卓越型(Effech>0.986,Techch>1.018)、综合技术效率改进型(Effech<0.986,Techch>1.018)、技术变化改进型(Effech>0.986,Techch<1.018)和经营待成长型(Effech<0.986,Techch<1.018),具体分布如图7.2所示。

表 7.6　2012—2017 年我国各省(区、市)中医类医院 Malmquist 指数

省份	综合技术效率变动(Effech)	技术变动(Techch)	纯技术效率变动(Pech)	规模效率变动(Sech)	全要素生产率变动(TEP)
北京	0.983	0.998	1.006	0.977	0.981
天津	0.949	1.006	0.962	0.987	0.954
河北	0.981	1.012	0.99	0.991	0.992
山西	1.001	1.02	0.996	1.005	1.021
内蒙古	0.984	1.016	0.98	1.005	1
辽宁	1.006	1.008	1.004	1.002	1.014
吉林	0.993	1.014	0.994	0.998	1.006
黑龙江	0.992	1.011	0.993	0.998	1.002
上海	1	1.03	1	1	1.03
江苏	1	1.012	1	1	1.012
浙江	0.968	1.029	1	0.968	0.997
安徽	1	1.039	1	1	1.039
福建	0.949	1.02	0.955	0.993	0.968
江西	0.982	1.009	0.982	1	0.991
山东	0.975	1.016	0.984	0.991	0.99
河南	0.988	1.01	1.013	0.975	0.998
湖北	1.009	1.021	1.009	1	1.03
湖南	0.99	1.01	1	0.99	1
广东	0.975	1.032	1	0.975	1.007
广西	0.99	1.015	0.995	0.996	1.005
海南	1.01	1.018	1	1.01	1.028
重庆	0.998	1.024	0.996	1.002	1.022

续表

省份	综合技术效率变动（Effech）	技术变动（Techch）	纯技术效率变动（Pech）	规模效率变动（Sech）	全要素生产率变动（TEP）
四川	0.982	1.02	1	0.982	1.001
贵州	1.005	1.028	1.001	1.004	1.033
云南	0.989	1.024	0.99	0.999	1.012
西藏	0.948	1.026	1	0.948	0.973
陕西	1.01	1.01	1.012	0.998	1.02
甘肃	1.009	1.008	1.006	1.003	1.017
青海	0.948	1.017	0.972	0.975	0.964
宁夏	0.988	1.02	0.991	0.997	1.007
新疆	0.98	1.034	0.991	0.989	1.013
平均	0.986	1.018	0.994	0.992	1.004

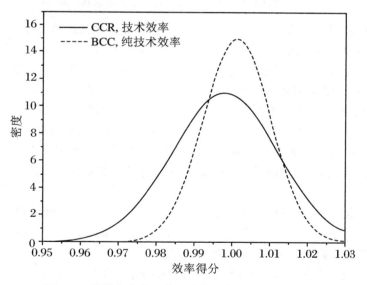

图 7.2 我国各省中医类医院全要素生产率及其分解

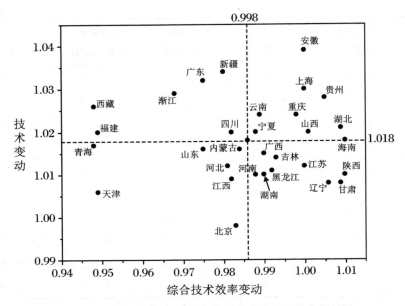

图 7.2　我国各省中医类医院全要素生产率及其分解(续)

　　经营卓越型以安徽、上海、贵州、重庆为代表,此类地区的特点是综合技术效率和技术变动都较高。其中上海、重庆等地人口规模庞大,经济和城镇化水平高,丰富的公共服务资源易向卫生领域倾斜,有利于公共卫生服务体制和技术条件的改善,更容易获得较高的效率水平。安徽、湖北等地政府对中医药改革政策十分重视,积极转变中医药管理机制,建立中医类医院评价检测体系,完善中医药价格机制,大力扶持中医药诊疗技术,中医药服务水平和能力得到显著提升。

　　综合技术效率改进型有广东、西藏、浙江、新疆、四川、福建 6 个省份,其技术变动优于全国平均水平,但综合技术效率变动有所欠缺,需进一步改善医院管理能力。

　　技术变化改进型以湖南、江苏、吉林、黑龙江、辽宁等为典型代表,其综合技术效率变动高于全国平均水平,但技术变动有待改进,需将重点放在技术进步上,加强技术水平和高新技术建设,实现技术创新。

　　经营待成长型除天津以外,其余各省份均处于分界线边界,只需进一步提高管理服务水平或者促进技术进步,便可以转化为综合技术效率改进型或技术变化改进型。总体上,我国中医类医院运行水平仍需提高,需从医院的管理经营和技术投入等方面,促进我国中医类医院运行效率的全面提高。

7.3　总结与讨论

7.3.1　总结

本章运用 DEA-Malmquist 模型对 2012—2017 年我国 31 个省（区、市）中医类医院的效率特征和全要素生产率进行测度和分析，实证研究结果表明：

（1）2012—2017 年我国中医类医院总体运行状况良好，但仍存在进步空间。综合技术效率均值为 0.840，纯技术效率和规模效率均值分别为 0.907 和 0.930，纯技术效率的提升是提高技术效率的关键。同时规模报酬不变的省份占比逐年降低，这表明当前大多数省份中医类医院的经营规模尚未达到最优，与自身所处的技术水平不匹配，限制了医院运行效率的提升。

（2）东中西部地区效率值存在显著差异，且在 2012—2017 年存在不同程度的降幅。东部地区综合技术效率降幅明显，于 2017 年被中西部地区赶超。虽然纯技术效率"中部塌陷"问题严重，但中部地区的规模效率处于全国领先状态，说明中部地区中医类医院综合技术效率低下主要受管理无效率的约束，改进方向应以优化资源配置、提高医院管理水平为重点。

（3）我国中医类医院全要素生产率变动年均上升 0.4%，运行效率总体呈上升趋势。平均综合技术效率变动与技术变动分别为 0.986 和 1.018，因此全要素生产率的增长得益于技术进步，而综合技术效率变动抑制了我国中医类医院全要素生产率的改善。纯技术效率和规模效率年均下降分别为 0.6% 和 0.8%，说明我国中医类医院规模报酬尚未达到最优，组织管理能力也较弱。

7.3.2　讨论

在本章研究结果基础上，为提高我国中医类医院的运行效率，笔者进行了以下总结：

DEA-Malmquist 结果显示，我国中医类医院运行效率总体呈上升趋势。但我国各地区中医类医院由于地理位置、人口数量、历史背景以及经济状况的不同，综合技术效率存在差异，政府需要根据各地区实际卫生资源需求，加大对效率低下地区中医药政策倾斜力度，优化区域政策规划。各区域之间可以利用医联体和远程医疗等方式，开展资源共享和技术帮扶，争取实现各区域中医药事业的均衡发展。

整体看来，我国中医类医院在实际运行过程中效率仍需改进，需要重视投入冗余和资源浪费的问题。长期以来,我国医院存在通过规模扩张、大量购入医疗设备来维持运营的误区,但是投入成本增加而产出加量跟不上,会导致医疗资源利用率和经营效率低下(陈聚祥等,2016;杨雨晨等,2019)。所以在思考提高中医类医院运行效率时,应该把重心放在存量调整和资源优化上,建议各级医院理性扩建,有针对性地购置医疗设备。随着新医改的深入,优化中医类医院运营水平急需提升其综合技术效率,在引进现代化的管理制度的同时,提高自身管理和决策能力,推进中医类医院管理人才队伍的建设。这与陈聚祥等(2016)在研究 2013 年全国中医类医疗卫生资源配置效率以及杨雨晨等(2019)在研究 2015—2017 年的三级公立中医院的效率时的结果一致,中医类医院的综合技术效率下降相对明显,应该把重心放在提升技术和管理水平上,而不是盲目扩大规模。本章在使用 2012—2017年的数据的基础上,扩大研究范围到全国所有的中医类医院,使这一结论更加具有参考性。

最后需要指出的是,本章虽然采用 DEA-Malmquist 模型分析我国中医类医院运行效率,为优化中医药卫生资源配置提供了参考,但是在选取产出指标时,由于指标可获得性的限制,缺少医疗收入方面的相关指标,影响结果输出。另外,Malmquist 模型只能进行描述性研究,后续将在 DEA 方法中引入 fsQCA 组态分析,分析中医类医院运行效率提升的前因条件组合,揭示导致结果的本质。

第8章 我国中医医院与中西医结合医院运行效率比较研究

近年来,随着医改的不断深入,中医类医院的功能定位进一步明确,国家对于中医药的扶持与管理力度也不断加大,政府把中医药发展上升为国家战略(李志广,张薇等,2020)。国务院印发的《中医药发展战略规划纲要(2016—2030年)》明确指出,中医药作为我国独特的卫生资源,在经济、科技、文化及生态领域中发挥着极其重要的作用。此外,在新冠疫情的救治过程中,中医药全程参与且效果显著。作为中医医疗服务体系的主体,中医类医院的运营状况直接反映我国中医药卫生资源的配置效率。本章通过三阶段DEA对2017年全国30个省(区、市)中医医院和中西医结合医院运行效率进行测度,以期为我国中医药卫生资源合理配置和规划提供参考。

8.1 数据来源与研究方法

8.1.1 数据来源

本章所采用的数据来源于《全国中医药统计摘编(2017年)》《中国卫生和计划生育统计年鉴(2017)》和《中国统计年鉴(2017)》。由于《全国中医药统计摘编(2017年)》中的数据显示西藏地区中医医院数量为0,中西医结合医院仅有1家,该样本不具有代表性,故本章的研究对象只包括我国30个省(区、市)的中医医院和中西医结合医院。

8.1.2 研究方法

DEA由美国运筹学家Charnes、Cooper和Rhodes于1978年首次提出,随后Fried等于2002年在相关论文中提出了以DEA为基础的三阶段DEA模型(Charnes et al.,1978)。该模型引入了随机前沿模型(stochastic frontier analysis，SFA）理论，剔除效率中管理无效率、外部环境变量的影响，从而获得更为准确且真实的效率状况（Fried et al.，2002）。本章采用三阶段 DEA 模型，分阶段研究中医医院和中西结合医院的运行效率。

1．第一阶段：运用传统的 DEA 模型分析初始效率

包括综合技术效率、纯技术效率和规模效率，其中综合技术效率是纯技术效率和规模效率的乘积，即 TE＝SE×PTE。对于任一决策单元，投入导向下对偶形式的 BCC 模型可表示为

$$\min\theta - \varepsilon(\hat{e}^{\mathrm{T}}S^- + e^{\mathrm{T}}S^+)$$

$$\mathrm{s.\,t.}\begin{cases} \sum_{j=1}^{n} X_j\lambda_j + S^- = \theta X_0 \\ \sum_{j=1}^{n} X_j\lambda_j - S^+ = Y_0 \\ \lambda_j \geqslant 0; S^-, S^+ \geqslant 0 \end{cases}$$

其中，$j=1,2,\cdots,n$ 表示决策单元，X、Y 分别是投入、产出向量。DEA 模型本质上是一个线性规划问题。若 $\theta=1$，$S^+=S^-=0$，则决策单元 DEA 有效；若 $\theta=1$，$S^+\neq0$ 或 $S^-\neq0$，则决策单元弱 DEA 有效；若 $\theta<1$，则决策单元非 DEA 有效。

2．第二阶段：运用 SFA 回归剔除环境干扰因素的影响

将第一阶段的松弛变量分解成管理无效率和外部环境变量，对其进行回归。根据 Fried 等（2002），可构造出

$$S_{ni} = f(Z_i; \beta_n) + V_{ni} + \mu_{ni}, \quad i = 1,2,\cdots,I; n = 1,2,\cdots,N$$

其中，S_{ni} 是第 i 个决策单元第 n 项投入的松弛值；Z_i 是环境变量，β_n 是环境变量的系数；$V_{ni} + \mu_{ni}$ 是混合误差项，V_{ni} 表示随机干扰，μ_{ni} 表示管理无效率，$V \sim N(0, \sigma_v^2)$ 是随机误差项，表示随机干扰因素对投入松弛变量的影响；μ 是管理无效率，表示管理因素对投入松弛变量的影响，假设其服从在零点截断的正态分布，即 $\mu \sim N^+(0, \sigma_v^2)$。

3．第三阶段：调整后的投入产出变量的 DEA 效率分析

根据公式

$$X_{ni}^A = X_{ni} + [\max(f(Z_i; \hat{\beta}_n)) - f(Z_i; \hat{\beta}_n)] + [\max(\nu_{ni}) - \nu_{ni}]$$
$$i = 1,2,\cdots,I; n = 1,2,\cdots,N$$

调整投入松弛变量。将第二阶段剔除环境和随机干扰因素的数据代入到传统 DEA-BCC 模型再次计算效率值，可得到更真实准确的效率数据。

8.1.3　指标选取

医院的运行效率是一个多投入、多产出的复杂系统,因此在利用 DEA 模型进行医院效率评价时,投入和产出指标的选取十分关键。不同的指标组合往往会对结果的输出产生一定的差别,因此所选的投入和产出指标需具有代表性、独立性、核心性等特征(张航等,2015)。目前国内学者在医院运行效率评价指标的选择上没有统一的标准,但绝大部分学者采用"生产法"来划分医院的投入和产出,并选择评价的相关指标。医院的运营投入主要涉及人力、物力和财力三个方面的资源,其中人力泛指职工数和卫生技术人员数,物力一般特指设备和固定资产,财力主要包括相关医疗成本、管理费用和业务支出等(李志广等,2019;田帝等,2019;张璐莹等,2014;李萌等,2019)。产出指标包括反映治疗效果的业务工作指标,如门急诊人次、住院人次、手术人次等,也有反映医院收入的总收入等财务指标。基于国内外文献分析以及指标的可获得性,本章选取机构数、实际床位数和卫生技术人员数作为投入指标,选取诊疗人次和出院人数作为产出指标(曾雁冰等,2019;张玥,2018;李颖菲等,2019;刘芹等,2019;杨雨晨等,2019;杨希等,2019;景日泽等,2018)。投入与产出指标的描述性分析如表 8.1 所示,从均值来看,我国中医医院的数量是中西医结合医院数量的 6.31 倍,实际床位数和卫生技术人员规模是中西医结合医院的 8.21 倍和 8.13 倍,诊疗人次和出院人数分别是中西医结合医院的8.31 倍和 9.55 倍。然而各省份中西医结合医院资源与服务的均等化水平远高于中医医院。

表 8.1　投入、产出指标的描述性统计

| 指标 | 变量 | 中医医院 | | | | 中西医结合医院 | | | |
		均值	标准差	极小值	极大值	均值	标准差	极小值	极大值
投入	机构数(个)	123.167	67.601	13.000	263.000	19.533	11.910	3.000	42.000
	实际床位数(千张)	27.274	17.389	2.445	63.144	3.321	2.535	0.184	10.052
	卫生技术人员(千人)	26.557	17.256	2.238	62.465	3.266	2.783	0.150	11.434
产出	诊疗人次(万人)	1761.640	1336.630	140.500	5277.200	211.993	241.016	7.000	853.400
	出院人数(万人)	82.729	56.152	8.247	185.800	8.659	6.885	0.342	24.341

而三阶段 DEA 对于环境变量需要满足"分离假设"的要求,因此需选取对中医医院和中西医结合医院运行效率产生影响但又不可主观控制和改变的环境指标来进行分析(徐书彬等,2019)。通过文献回顾并结合数据的可获得性,本章最终选取

城市人口密度、地区生产总值、总抚养比、病死率和财政拨款作为环境变量指标(潘衍宇等,2019;王玉梅等,2019;徐凯等,2019)。由表 8.2 环境变量指标的描述性统计可知,全国各地区城市人口密度和生产总值呈现两极化发展,财政拨款也存在很大差异,而总抚养比和病死率相对均衡,波动范围较小。

表 8.2　环境变量指标的描述性统计

指标	变量	均值	标准差	极小值	极大值
环境变量	城市人口密度(人/平方公里)	2796.581	1080.510	1144.000	5515.000
	地区生产总值(亿元)	27327.100	21826.120	1310.920	89705.230
	总抚养比	38.454%	5.677%	28.340%	47.260%
	病死率	0.423%	0.297%	0.100%	1.300%
	财政拨款(亿元)	204.362	113.994	47.262	616.590

8.2　结　　果

8.2.1　相关性分析

运用 DEA 模型时,需要进一步检验投入指标与产出指标之间的相关性,即两者是否能互相影响。从估计的相关系数结果来看,所有投入指标和产出指标的相关性均大于 0.540,且在 0.010 水平上显著相关,说明投入、产出指标具有较高的相关性,符合 DEA 模型对数据的同向性要求。投入、产出指标的 Pearson 相关矩阵如表 8.3 所示。

表 8.3　投入、产出指标的相关性分析

	机构数	实际床位数	卫生技术人员	诊疗人次	出院人数
机构数	1				
实际床位数	0.826**	1			
卫生技术人员	0.800**	0.967**	1		
诊疗人次	0.542**	0.717**	0.837**	1	
出院人数	0.736**	0.983**	0.944**	0.696**	1

注:** 表示在 0.010 水平上显著相关。

8.2.2　第一阶段:基于原始数据的 BCC 模型分析

利用传统 DEA 投入导向的 BCC 模型,结合 DEAP 2.1 软件,对我国 30 个省(区、市)中医医院和中西医结合医院的运行效率进行测度。表 8.4 结果显示,我国中医医院的综合技术效率均值为 0.852,中西医结合医院的综合技术效率均值为 0.78;纯技术效率均值排序为:中医医院(0.89)>中西医结合医院(0.865);规模效率排序为:中医医院(0.959)>中西医结合医院(0.909),整体上我国中医医院的运行效率高于中西医结合医院。规模报酬方面,中医医院与中西医结合医院规模报酬不变的省份基本持平,但 15 个省份的中医医院出现规模报酬递减的现象,而中西医结合医院仅有 4 个省份。这说明我国中西医结合医院规模配置优于中医医院,在资源配置方面呈追赶势态。

表 8.4　我国中医医院与中西医结合医院传统 DEA 模型结果

省份	中医医院				中西医结合医院			
	TE	PTE	SE	规模报酬	TE	PTE	SE	规模报酬
北京	0.761	1	0.761	drs	0.515	1	0.515	drs
天津	0.652	0.678	0.962	irs	0.719	1	0.719	irs
河北	0.83	0.865	0.96	drs	0.952	1	0.952	drs
山西	0.57	0.574	0.994	irs	0.594	0.604	0.983	irs
内蒙古	0.652	0.659	0.988	irs	0.707	0.803	0.88	irs
辽宁	0.694	0.696	0.996	irs	0.725	0.773	0.939	irs
吉林	0.63	0.632	0.996	irs	0.638	0.675	0.945	irs
黑龙江	0.667	0.668	1	—	0.854	0.935	0.913	irs
上海	1	1	1	—	1	1	1	—
江苏	1	1	1	—	0.847	0.959	0.883	drs
浙江	0.784	1	0.784	drs	0.717	0.92	0.779	drs
安徽	1	1	1		0.779	0.779	1	
福建	0.77	0.787	0.978	drs	0.87	0.887	0.98	irs
江西	0.904	0.906	0.999	drs	0.718	0.755	0.951	irs
山东	0.835	0.928	0.899	drs	0.585	0.585	1	
河南	0.796	0.877	0.908	drs	0.776	0.778	0.997	irs
湖北	0.995	1	0.995	drs	0.832	0.834	0.998	irs

省份	中医医院				中西医结合医院			
	TE	PTE	SE	规模报酬	TE	PTE	SE	规模报酬
湖南	1	1	1	—	0.921	0.934	0.986	irs
广东	0.87	1	0.87	drs	0.793	0.797	0.995	irs
广西	0.961	1	0.961	drs	0.71	0.713	0.996	irs
海南	0.764	0.805	0.95	irs	0.698	0.827	0.845	irs
重庆	0.935	0.939	0.996	drs	1	1	1	—
四川	0.952	1	0.952	drs	1	1	1	—
贵州	1	1	1	—	0.886	0.886	1	—
云南	0.944	0.978	0.966	drs	0.628	0.655	0.958	irs
陕西	0.848	0.877	0.968	drs	1	1	1	—
甘肃	1	1	1	—	1	1	1	—
青海	0.937	1	0.937	irs	0.603	1	0.603	irs
宁夏	0.82	0.85	0.965	irs	0.571	1	0.571	irs
新疆	0.987	0.995	0.992	irs	0.746	0.857	0.87	irs
平均	0.852	0.89	0.959		0.78	0.865	0.909	

注:irs 为规模报酬递增,drs 为规模报酬递减,—为规模报酬不变。

由于第一阶段的结果是并未经过外部环境干扰因素滤除的初步 DEA 效率结果,所以并不能真实反映我国中医类医院实际的运营状况。因此,需要排除外部环境变量因素,重新对综合技术效率进行测度与评价。

8.2.3 第二阶段:基于 SFA 回归对环境变量分析和投入变量的调整

使用 Frontier 4.1 软件,利用 SFA 回归将一阶段松弛变量进行分解。松弛量是各省份的实际生产过程与效率最高情况下的投入之差,反映了医院初始的管理无效率、环境变量以及随机误差值(吴建等,2017)。SFA 回归结果如表 8.5 所示。由于 SFA 是环境变量对投入松弛值的回归,所以当回归系数为正时,环境变量的增加会带来相应投入松弛值的增加,原始投入就会越偏离投入目标值,从而使医院效率下降。反之,若回归系数为负,增加环境会减少投入松弛值,提高医院运行效率(周朝波等,2018)。

表 8.5　SFA 回归分析结果

	中医医院			中西医结合医院		
	机构数松弛变量	实际床位数松弛变量	卫生技术人员松弛变量	机构数松弛变量	实际床位数松弛变量	卫生技术人员松弛变量
常数项	14.58***	7.41***	-4.19***	-42.83***	-0.771	0.38
	14.58	0.72	-3.81	-40.50	-0.13	0.29
城市人口密度	16.81***	0.636	0.33*	2.00***	0.044	-0.16
	5.95	0.62	1.66	3.31	0.28	-1.10
地区生产总值	5.09**	0.254	-0.05	1.41*	0.084	0.05
	2.11	1.06	-0.12	2.02	0.38	0.38
总抚养比	-1.79***	-0.10**	0.023**	-0.12	-0.006	-0.01
	-3.10	-1.84	2.01	-1.25	-0.14	-1.24
病死率	-23.88***	-1.09**	0.23***	-1.54*	-0.056	-0.46
	-15.23	-1.81	1.94	-1.41	-0.12	-1.27
财政拨款	-10.88***	-0.94*	0.08	1.44***	-0.018	0.09
	-5.35	-1.54	0.32	10.46	-0.04	1.07
σ^2	3403.24	13.981	26.02	66.13	0.395	0.40
γ	1.00	1.00	1.00	1.00	1.00	1.00
对数似然函数	-140.57	-61.08	-67.31	-87.43	-8.04	-8.33
单边似然比检验	20.12	18.98	23.20	9.52	12.63	12.14

注: * 表示 $P < 0.1$, ** 表示 $P < 0.05$, *** 表示 $P < 0.01$。

结果显示,中医医院和中西医结合医院所有投入指标松弛变量的 γ 值均为 1.00,说明两类医院经营管理因素对投入变量松弛值的影响占主导地位,而不是随机干扰(罗颖等,2019)。

1. 中医医院

城市人口密度对三个投入变量的回归系数均为正值,且对机构数松弛变量通过了 1% 显著性检验。说明随着城市人口密度的增加,将会导致中医医院机构数、实际床位数和卫生技术人员数的投入冗余,降低医院运营效率。总抚养比和病死率对中医医院的机构数松弛变量和实际床位数松弛变量表现为负向显著,但与卫生技术人员松弛变量的回归系数为正。表明总抚养比和病死率可以约束中医医院的盲目扩张,优化设备资源的投入,但过度的中医药人员数投入,会造成投入冗余,导致中医医院人才使用效率下滑。地区生产总变量对机构数松弛变量和实际床位数松弛变量呈现正向关系,而财政拨款却恰恰相反。同时,地区生产总值对卫生技术人员数松弛变量表现为负向抑制作用,但财政拨款却对卫生技术人员数松弛变量表现为正向促进作用。

2．中西医结合医院

回归结果显示,城市人口密度对机构数松弛变量和实际床位数松弛变量回归系数为正,且与机构数松弛变量通过 1% 显著性检验。然而城市人口密度对卫生技术人员松弛变量回归系数为负,与中医医院略有出入。地区生产总值的回归系数均为正,表明增加地区生产总值,会带来中西医结合医院盲目扩张的风险,会造成床位及卫生技术人员的浪费,导致运行效率降低。而总抚养比和病死率对三个投入松弛变量表现为负向关系,即总抚养比和病死率的增加会减少资源浪费,提高中西医结合医院的运行效率。进一步分析,财政拨款对机构数松弛变量和卫生技术人员松弛变量表现出正向关系,且与机构数松弛变量通过 1% 显著性检验,但对实际床位数松弛变量回归系数为负。表明增加财政拨款有利于减少床位的浪费,但会造成医院数目的随意扩张和卫生技术人员的浪费。

总体来看,城市人口密度与中医医院和中西医结合医院机构数松弛变量呈显著正向关系,即人口密度上升会导致机构数冗余,使整体运营效率降低。城市人口密度是地区发展的重要驱动,城市人口密度上升提高了居民就医的选择性,患者倾向选择大医院,导致医疗资源过度集中、配置效率降低。整体上,地区生产总值对中医医院和中西医结合医院医疗投入的影响并不显著,可见医院运营效率的提高与经济发展程度并非完全相关。但各区域资源配置不均,尤其是优质医疗资源,如人才和技术都不同程度地集中于经济较发达地区,这也就提示了各地区需要兼顾经济与资源投入的公平,引导各区域医院优秀人才和新技术均衡发展。总抚养比和病死率对中医医院医疗投入的影响更加显著,但整体上均对两类医院运营效率产生正向促进作用。近几年随着我国计划生育政策的修改与老龄化现象的加剧,导致总抚养比和病死率上升,医疗负担加重,人们对医疗资源的需求就会上升,随着各层次医疗服务利用率提高,我国医疗服务和运营得到快速发展。同时政府财政拨款对中医医院和中西医结合医院机构数的影响均显著,但与中医医院运行效率呈正相关,对中西医结合医院运营效率却表现为负向抑制。因此各地区政府需调整对各类医院的卫生投入比例,以达到调整其数量和规模的目的,从而提高相应运营效率和服务条件。

8.2.4　第三阶段:基于调整后投入与产出数据的 BCC 模型分析

运用调整后的投入产出变量再次测算各省份的效率,此时的效率已经滤除环境因素和随机干扰的影响,是相对真实准确的。结果显示,我国中医医院和中西医结合医院的综合技术效率、纯技术效率及规模效率分别为 0.870、0.911、0.957 和 0.733、0.900、0.823(表 8.6)。在滤除环境因素和随机干扰的影响后,与一阶段结果相比,中医医院综合技术效率和纯技术效率均值上升,规模效率均值降低,而中西医结合医院的纯技术效率均值上升,综合技术效率和规模效率均值下降。说明我国现阶段两类医院的扩张规模速度同技术管理水平的发展步调不一致,导致综合技术效率出现差异。从整体上来看,我国中医医院的运营效率优于中西医结合医院,但两类医院的运行效率水平还有进步空间,资源配置仍需进一步优化。

图 8.1 的结果显示,调整后湖北省中医医院的综合技术效率变为 1,成为我国技术效率前沿之一的省份,全国有内蒙古、吉林、青海、宁夏和新疆五个省份的综合技术效率在调整后出现不同程度的降低,其中以青海(0.788)降幅最大,高达 14.9%。调整后综合技术效率涨幅最高的三个省份分别为广东、浙江和陕西,均在 8%左右。

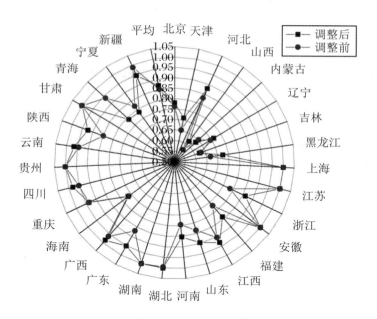

图 8.1　中医医院三阶段 DEA 调整前后综合技术效率变化

图 8.2 为中西医结合医院三阶段 DEA 调整前后的综合技术效率变化,与中医医院不同,全国 30 个省(区、市)中西医结合医院的综合技术效率有一半省份在调整后出现不同程度的下降,以青海、宁夏和新疆为代表,分别降低了 39.3%、32.1%和 15.6%。中西医结合医院中增幅最大的是浙江(0.799),为 8.2%。

综上所述,可以发现在进行三阶段 DEA 调整后的变化具有地域性,所以接下来,我们按照中国地理区域划分标准,将 30 个省(区、市)分为七大区域,分别为东

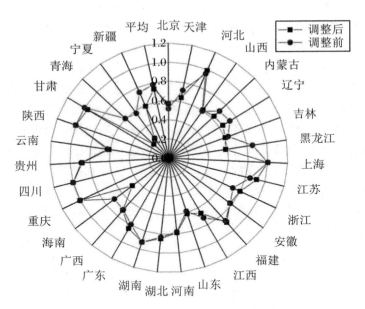

图 8.2 中西医结合医院三阶段 DEA 调整前后综合技术效率变化

北(辽宁、吉林、黑龙江)、华东(上海、江苏、浙江、安徽、福建、江西、山东)、华北(北京、天津、河北、山西、内蒙古)、华中(河南、湖北、湖南)、华南(广东、广西、海南)、西南(重庆、四川、贵州、云南)和西北(陕西、甘肃、青海、宁夏、新疆)。七大区域内中医医院和中西医结合医院的综合技术效率、纯技术效率和规模效率三阶段 DEA 调整前后数据整合结果如表 8.6 所示。

表 8.6 两类医院三阶段 DEA 调整前后效率情况

地区	综合技术效率				纯技术效率				规模效率			
	中医医院		中西医结合医院		中医医院		中西医结合医院		中医医院		中西医结合医院	
	前	后	前	后	前	后	前	后	前	后	前	后
东北	0.664	0.686	0.739	0.609	0.665	0.691	0.794	0.830	0.997	0.992	0.932	0.741
华东	0.899	0.933	0.788	0.808	0.946	0.958	0.841	0.879	0.951	0.974	0.942	0.921
华北	0.693	0.725	0.697	0.687	0.755	0.789	0.881	0.928	0.933	0.928	0.810	0.752
华中	0.930	0.951	0.843	0.852	0.959	0.962	0.849	0.875	0.968	0.988	0.994	0.974
华南	0.865	0.901	0.734	0.676	0.935	0.995	0.779	0.840	0.927	0.906	0.945	0.819
西南	0.957	0.970	0.879	0.872	0.979	0.979	0.885	0.905	0.979	0.991	0.990	0.956
西北	0.918	0.880	0.784	0.603	0.944	0.972	0.971	0.992	0.972	0.905	0.809	0.608
平均	0.852	0.870	0.780	0.733	0.890	0.911	0.865	0.900	0.959	0.957	0.909	0.823

调整后的数据显示,综合技术效率方面,我国七大区域内中医医院平均综合技

术效率均值为 0.870,整体表现较好,各区域的综合技术效率存在差异,均值排序
为:西南(0.970)＞华中(0.951)＞华东(0.933)＞华南(0.901)＞西北(0.880)＞华
北(0.725)＞东北(0.686)。较调整前数据,除西北地区外,其他地区综合技术效率
均值都上升。全国中西医结合医院综合技术效率均值表现较差,调整后平均效率
值仅 0.733,其地区排序为:西南(0.872)＞华中(0.852)＞华东(0.808)＞华北
(0.687)＞华南(0.676)＞东北(0.609)＞西北(0.603)。两类医院对比可见:技术
效率排名前三的区域相同,均为西南、华中、华东地区,这三个地区的中医和中西医
结合医院的综合技术效率处于全国领先水平,表明这三个地区中医药资源配置比
较均衡,资源使用效率较高,中医医院和中西医结合医院协同发展。值得注意的
是,我国中西医结合医院七大区域内平均综合技术效率出现效率 0.700 的断层,这
说明我国中西医结合医院的资源配置有待优化,资源配置能力和资源使用效率整
体上还有一定的提升空间。

纯技术效率方面,除西南地区中医医院调整后均值不变外,其他各地区两类医
院纯技术效率均值都有不同程度提高。

同时,调整后除华东、华中、西南地区中医医院规模效率均值上升外,其他各地
区的医院均值都下降,因此我国中西医结合医院调整后综合技术效率均值下降的
原因是规模效率的大幅下降所致。这也表明我国中西医结合医院的实际规模与最
优规模间差距明显,规模不够合理导致综合技术效率降低,可能的原因是国家对于
中西医结合医院的政策投入有所忽视。

8.3　总结与讨论

8.3.1　研究结论

运用三阶段 DEA 模型对 2017 年我国中医医院和中西医结合医院进行比较分
析,其结果显示如下:

(1) 我国中医医院运行效率优于中西医结合医院。总体来看,调整后我国中
医医院和中西医结合医院的综合技术效率、纯技术效率、规模效率分别为 0.870、
0.911、0.957 和 0.733、0.900、0.823,表明我国中医医院在资源配置能力、资源使
用效率方面更胜一筹,并且数据显示中西医结合医院综合技术效率低下是由规模
效率不足所致。

(2) 我国各地区中医医院和中西医医院运行效率有所差异。七大区域的中医
医院中,除我国东北、华北地区外,其他地区综合技术效率表现良好,影响东北、华

北地区综合技术效率的主要因素是纯技术效率,说明东北和华北地区中医医院面临管理效能低下等问题;对于中西医结合医院,华北、华南、东北、西北地区综合技术效率表现均不佳,主要在于四个地区规模效率的限制。

(3) 在分析环境变量对投入产生的影响时,两类医院投入松弛值的影响全部来源于管理无效率。城市人口密度与中医医院和中西医结合医院机构数松弛变量呈显著正向关系,人口密度的上升会导致地区医院机构数冗余,医疗机构效率反而降低。整体上地区生产总值对中医医院和中西医结合医院医疗投入的影响并不显著,可见医院运营效率的提高与经济发展程度并非完全相关。相较下,总抚养比和病死率对中医医院医疗投入的影响更加显著,但整体上均对两类医院运营效率产生正向促进作用。同时,政府财政拨款对中医医院和中西医结合医院机构数的影响均显著,但与中医医院运行效率呈正相关,与中西医结合医院运营效率却表现为负向抑制。

8.3.2　管理启示

为提高上述医院的运行效率,笔者提出以下改进意见:

(1) 均衡医疗资源的配置,让资源在合理分配的基础上向发展不充分的地区倾斜;加大对我国中西医结合医院的重视力度,提升其整体运行效率。

(2) 中医医院和中西医结合医院的运行效率由不同原因导致,对于纯技术效率改进型的中医医院,要以提升医院管理和决策水平为重点,对于规模效率改进型的中西医结合医院,要以提高规模效率、适度开展规模经营建设为重心。

(3) 同时,要继续深化医疗改革,完善医保体制,搭建省际医共体,合理分配人员、物资、财产等中医药资源,为我国中医医院与中西医结合医院提供良好的外部合作环境,从而更好地发挥政府资源配置的职能,使中医药资源配置达到更优效果。

8.3.3　贡献与不足

本章的贡献主要体现在两个方面:一是本章运用三阶段 DEA 模型对我国中医医院和中西医结合医院运行效率进行比较分析,为我国中医药卫生资源合理配置和规划提供参考。二是本章首次将总抚养比、病死率等环境指标引用到医院效率评价,为相关学者进行后续研究提供了新的思路。

但本章受限于产出指标数据的可获得性,缺少医疗收入方面的相关指标,可能会导致结果存在偏差。而且本章仅选取 2017 年截面数据对我国 30 个省(区、市)中医医院和中西医结合医院的效率进行测度与评价,接下来将通过面板数据动态比较我国中医医院和中西医结合医院全要素生产率的变化。

下　　篇

安徽省医疗卫生机构运行效率测度与评价

第 9 章　安徽省医疗卫生机构运行效率及其影响因素比较

党的十八大以来，党和国家不断推进健康中国战略，更是把建设"健康中国"上升到国家战略层面，"没有全民健康，就没有全面小康"。作为推进健康中国战略的行动纲领，《"健康中国 2030"规划纲要》指出，健康服务供给总体不足与需求不断增长之间的矛盾依然突出，健康领域发展与经济社会发展的协调性有待增强，需要从国家战略层面统筹解决关系健康的重大和长远问题。作为国家首批综合医院改革试点省，安徽省政府于 2017 年颁发《安徽省"十三五"深化医药卫生体制改革规划》，强调我省医疗卫生资源总量不足与区域间配置不均衡、结构不合理情况并存。为缓解资源压力、避免资源浪费，必须探索安徽省医疗卫生机构的影响因素，坚持从供给侧提升安徽省医疗卫生机构运行效率，优化资源配置。本章通过测度 2013—2018 年安徽省医疗卫生机构运行效率并研究外部环境因素对其综合技术效率、纯技术效率以及规模效率的影响，以期为优化安徽省医疗卫生机构医疗资源配置提供参考。

9.1　数据来源与研究方法

9.1.1　数据来源

本章数据来源于 2014—2019 年《安徽统计年鉴》。研究对象为安徽省 16 个地级市的医疗卫生机构。

9.1.2　研究方法

1. 数据包络分析

DEA 是 Charnes 等在 1978 年提出的一种关于效率测度的非线性规划模型，

适用于多投入和多产出的效率测算。其基本原理是利用决策单元数据,构建生产前沿面,通过比较实际决策单元数据与生产前沿面的距离,计算决策单元的效率损失。在 DEA 中的一个重要理论假设是规模报酬是否变化。规模报酬不变的 DEA-CCR 模型与大多研究对象的实际情况不符,并且由于卫生技术的发展,医疗卫生机构的规模报酬也在不断变化。因此本章采用规模报酬可变的 DEA-BCC 模型,该模型将综合技术效率分解为纯技术效率和规模效率,能够更准确地反映安徽省各地市医疗卫生机构的资源配置情况。

2．Malmquist 指数

本章采用 Fare 等(1994)提出的 DEA-Malmquist 模型来测度我国医疗卫生机构的全要素生产率,它克服了传统 DEA 模型静态评价的缺陷,通过面板数据动态反映我国医疗卫生机构在不同时期全要素生产率的变化,从而使结果更加准确可靠。根据 DEA 的基本原理,建立模型为

$$M_0^{t, t+1}(x_{t+1}, y_{t+1}; x_t, y_t) = \left[\frac{d_0^t(x_{t+1}, y_{t+1})}{d_0^t(x_t, y_t)} \times \frac{d_0^{t+1}(x_{t+1}, y_{t+1})}{d_0^{t+1}(x_t, y_t)} \right]^{\frac{1}{2}}$$

式中, $M_0^{t, t+1}(x_{t+1}, y_{t+1}; x_t, y_t)$ 为 Malmquist 指数, $d_0^t(x_t, y_t)$ 和 $d_0^{t+1}(x_{t+1}, y_{t+1})$ 分别表示 t 和 $t+1$ 时期技术水平下医疗卫生机构的效率水平, $d_0^t(x_{t+1}, y_{t+1})$ 是 t 时期技术水平下 $t+1$ 期效率水平, $d_0^{t+1}(x_t, y_t)$ 是 $t+1$ 时期技术水平下 t 期效率水平。若 Malmquist 指数大于 1,则该医疗卫生机构在 t 和 $t+1$ 时期生产力水平上升,反之下降。若 Malmquist 指数等于 1,则该医疗卫生机构在 t 和 $t+1$ 时期生产力水平不变。

3．Tobit 回归模型

利用 DEA 能够较好地测度安徽省医疗卫生机构的运行效率,但不能对其运行效率的影响因素和影响程度进行分析。而 Tobit 回归模型能够有效地解决这一问题。将安徽省医疗卫生机构运行效率影响因素的量化指标作为解释变量,以通过 DEA 模型计算出的效率值作为被解释变量。具体回归方程为

$$Y_{k, it}^C = \alpha_{it} + \sum_j \varphi_j x_{j, it} + \mu_i + e_{it}$$

式中, Y 为 DEA 测算的效率值,当 k 为 1,2,3 时,分别代表综合技术效率、纯技术效率和规模效率。其中, φ_j 代表各效率值回归系数; μ_i 代表个体误差; e_{it} 代表随机误差; $i=1,2,3,\cdots,16$,代表安徽省 16 个地级市; t 代表年份; $j=1,2,3,\cdots,6$,代表本章所选的 6 个解释变量。

9.1.3 指标选取

1. 投入、产出指标

利用 DEA 模型进行效率分析时,投入与产出指标的选择是评价的关键,不同的因素组合往往会对结果的输出产生一定的差别(李志广等,2021)。因此选择的投入与产出指标必须遵循相关性、可比性等原则。

本章结合安徽省医疗卫生主体的实际情况,在遵循投入、产出指标体系原则的情况下,从人力、物力、财力三个角度考虑投入指标,其中人力泛指职工数和卫生技术人员数,物力是指医疗卫生机构的设备和固定资产,财力主要包括医疗成本、管理费用和业务支出等。

从医疗收入和治疗效果两个方面选择产出指标。治疗效果一般采用门急诊人次、入院人数、出院人数等指标测量。基于国内外文献分析以及指标的可获得性,本章最终选取卫生技术人员数、床位数作为投入指标,选取出院人数、病床使用率、出院者平均住院日作为产出指标(陈芳,向媛薇等,2018;李志广,孔爱杰等,2020;李志广等,2019;李娜等,2020;田帝等,2019;吴建等,2017;李萌等,2019;Yitbarek et al.,2019;Li et al.,2021)。

表 9.1 是投入、产出指标的描述性统计,数据显示 2013—2017 年安徽省医疗卫生资源投入呈稳速增长趋势,卫生技术人员数和床位数的年平均增长率分别为 5.635% 和 6.821%。与之对应的医疗产出水平却明显降低,病床使用率和出院者平均住院日分别以 −0.931% 和 −1.261% 的年均增长率下降。但出院人数这一产出指标却以 8.251% 的增速使得医疗服务水平显著提升。由此可以看出,安徽省医疗卫生机构的要素投入增速高于服务产出水平。

表 9.1 投入、产出指标的描述性统计

	出院人数(人)	病床使用率	出院者平均住院日(日)	卫生技术人员数(人)	床位数(张)
2013	346522.875	86.269%	9.406	15846.813	14747.438
	11.353%	0.590%	−0.864%	5.685%	6.823%
2014	385863.000	86.779%	9.324	16747.750	15753.625
	5.331%	−3.071%	0.543%	4.778%	6.089%
2015	406432.750	84.114%	9.375	17548.000	16712.813
	8.222%	−1.193%	−5.867%	5.663%	5.552%
2016	439848.875	83.111%	8.825	18541.750	17640.625
	11.420%	2.439%	−1.558%	5.689%	8.257%

	出院人数（人）	病床使用率	出院者平均住院日（日）	卫生技术人员数（人）	床位数（张）
2017	490081.438	85.138%	8.688	19596.625	19097.125
	4.931%	−3.421%	1.439%	6.361%	7.386%
2018	514247.250	82.225%	8.813	20843.250	20507.688
平均	8.251%	−0.931%	−1.261%	5.635%	6.821%

2. 影响因素的量化指标

当前我国人口老龄化加剧，同时二孩政策的全面放开，我国将面临抚养比急剧上升的情况，急需更多医疗资源。陈敏辉（2020）经实证研究后得出老年抚养比对家庭医疗支出有正向影响，这与姚武华（2020）的研究结论不谋而合。封进等（2015）认为老龄化因素会对政府医疗卫生支出产生显著影响。

受教育程度低的居民会利用自身的健康资本来赚取收入，导致其健康状况相对恶化，个人治疗费用增加。姚武华（2020）认为居民受教育水平的提升能够推动中国社会医疗保健消费需求的增长。受教育程度较高的家庭有利于更加合理地安排医疗卫生支出，而医疗卫生人员拥有较高的教育水平，有利于提高学习效率并提供更优质的服务。

叶春辉等（2008）研究发现，受教育程度低、收入水平低、年龄大的人群，生病概率较大。政府作为医疗卫生服务提供主体，对医疗卫生领域的资金投入是否合理，直接影响医疗卫生事业的总体发展。同时经济发展水平的提高有利于增加地方财政支出，可用于医疗卫生支出的资金就越多，从而为居民提供更好、更多的医疗资源，而且经济发达地区居民往往拥有较高的可支配收入，对医疗服务的要求更高。

叶俊（2016）在实证研究后发现城镇化建设能切实解决我国当前医疗卫生资源分配不均的问题。郑继承（2020）认为我国城镇化发展与城乡医疗资源变化之间存在长期均衡关系，并与医疗资源呈双向正相关关系。这一研究结论恰恰与陈龙姣等人的结果相反，陈龙姣和陈明（2020）在分析影响医疗卫生支出效率时，得出较高的城镇化水平会带来医疗卫生资源的闲置和浪费这一结论。分析其原因可能是随着城镇化进程的加快，城镇居民的医疗示范效应间接作用于农村居民的医疗保健消费。而农村医疗卫生资源难以满足服务的需求，直接降低了医疗服务产出效率。

医护比的增加能够有效提升医生和护士的工作效率，降低非必要的住院次数，提高医疗服务的质量，带来医疗机构效率的提升。谢子裕等（2020）在研究县级妇幼保健院效率时发现，医护比对妇幼保健院效率有显著性正向影响。基于相关理论和研究文献，同时为了降低数据的异方差性，本章对人均 GDP 和政府财政支出进行了对数处理，并作出以下假设：

① H1：总抚养比对安徽省医疗卫生机构的综合技术效率、纯技术效率和规模效率有显著正向影响。

② H2：受教育程度对安徽省医疗卫生机构的综合技术效率、纯技术效率和规模效率有显著正向影响。

③ H3：人均 GDP 和政府财政支出对安徽省医疗卫生机构的综合技术效率、纯技术效率和规模效率有显著正向影响。

④ H4：城镇化率对安徽省医疗卫生机构的综合技术效率、纯技术效率和规模效率有显著正向影响。

⑤ H5：医护比对安徽省医疗卫生机构的综合技术效率、纯技术效率和规模效率有显著正向影响。

表9.2 给出了各变量的描述性统计。

表 9.2　各变量的描述性统计

变 量	含 义	均值	标准差	最小值	最大值
总抚养比	少年和老年人口的总抚养比	42.820%	7.065	32.710%	68.130%
人均 GDP(元/人)	GDP/人口数	42114.171	20799.485	13838.825	97470.000
居民受教育年限(年)	居民受教育年限数	8.925	0.711	7.590	11.270
财政支出(万元)	安徽省在医疗方面的财政拨款	278438.130	177086.400	25655.000	757190.000
医护比	医生和护士的比例	90.999%	11.093	71.738%	121.154%
城镇化率	城镇人口占总人口的比重	53.051%	10.849	34.400%	78.700%

9.2　结　　果

9.2.1　总体效率变动

1. 综合技术效率

综合技术效率反映的是决策单元的综合效率，是对决策单元投入指标的产出能力进行综合评估。当综合技术效率为 1 时，该决策单元处于有效生产前沿面上，

被称为 DEA 有效。综合技术效率值越小,决策单元越远离有效生产前沿面,综合
技术效率就越低。

表 9.3 显示的是安徽省 2013—2018 年各地级市的综合技术效率值。总体上,
2013—2018 年安徽省医疗卫生机构的综合技术效率处于上升趋势,表明近六年来
安徽省在医疗卫生资源方面的配置向好发展。但在 2016 年,综合技术效率值突然
下降到 0.935,成为六年间综合技术效率值唯一下降的年份。从各市来看,除铜陵
市和池州市处于有效生产前沿面上外,其余市均未达到 DEA 有效。其中亳州市在
2018 年之前均处于生产前沿面上,但 2018 年亳州市的综合技术效率值下降到
0.988。而六安市在六年间的均值为仅为 0.822,为全省最低,因此该市的医疗卫
生机构总体运营欠佳,需进一步优化医疗卫生机构规模,提高管理能力和技术
水平。

表 9.3　安徽省 2013—2018 年各地级市综合技术效率值

	2013	2014	2015	2016	2017	2018	均值
六安	0.763	0.771	0.819	0.827	0.857	0.897	0.822
淮南	0.772	0.77	0.833	0.797	0.884	0.926	0.83
马鞍山	0.933	0.868	0.87	0.925	0.895	0.901	0.899
芜湖	0.941	0.901	0.93	0.882	0.866	0.901	0.904
淮北	0.83	0.91	0.961	0.95	0.914	0.943	0.918
滁州	0.833	0.882	0.938	0.888	0.987	1	0.921
合肥	0.884	0.889	0.921	0.917	0.946	0.981	0.923
阜阳	0.928	0.93	0.978	0.89	0.952	0.892	0.928
宿州	0.887	0.907	0.953	1	1	0.966	0.952
黄山	0.935	0.918	1	0.962	0.979	0.953	0.958
安庆	0.938	0.935	0.98	0.982	0.978	0.987	0.967
蚌埠	1	1	0.991	0.943	0.981	0.983	0.983
宣城	1	0.997	1	1	0.984	0.973	0.992
亳州	1	1	1	1	1	0.988	0.998
铜陵	1	1	1	1	1	1	1
池州	1	1	1	1	1	1	1
平均	0.915	0.917	0.948	0.935	0.951	0.955	0.937

2. 纯技术效率和规模效率

在规模报酬可变的 DEA 模型中,综合技术效率＝纯技术效率×规模效率。纯技术效率反映的是投入规模既定下决策单元的资源利用能力,即给定资源投入的情况下最大生产能力,主要受管理能力和技术水平影响。当纯技术效率等于 1时,决策单元所投入的要素得到了最充分有效的使用,被称为技术有效。规模效率是生产边界上的产出与最优规模下的产出之比,反映了生产技术在一定的条件下,生产要素的投入是否能够满足有效生产的需求。规模效率值越高则越接近最佳规模。而且在规模报酬可变的 DEA-BCC 模型中还可以确定各决策单元的规模报酬是递增、不变还是递减,进而选择优化生产规模的方式。

图 9.1 所显示的是安徽省各市医疗卫生机构纯技术效率和规模效率的均值。从地区上来看,合肥、亳州、蚌埠、阜阳、铜陵、池州 6 个市处于技术有效,同时仅铜陵和池州处于规模报酬不变。除这 2 个市外,其余市的纯技术效率和规模效率差距较大。其中六安市和淮南市的纯技术效率值低于 0.900,分别为 0.844 和 0.846,因此六安和淮南需要提高其管理能力和技术水平来优化医疗资源配置。

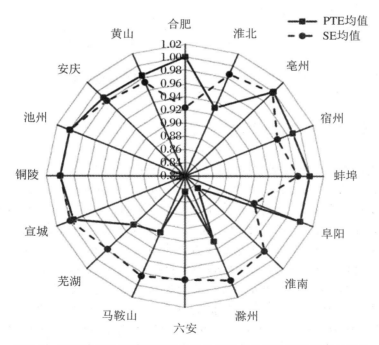

图 9.1　安徽省各地级市医疗卫生机构纯技术效率和规模效率的均值

如图 9.2 所示,2013—2018 年安徽省医疗卫生机构的纯技术效率总体处于上升趋势,只有 2017 年出现小幅下降。这表明此六年间安徽省医疗卫生机构的管理能力和技术水平有显著提升。另外,2013—2018 年规模效率整体除 2016 年波动幅度较大外,其余年份波动幅度不大,保持相对稳定。根据分析,规模效率值降低是导致安徽省 2016 年综合技术效率下降的主要原因。这意味着安徽省医疗卫生机构在规模优化方面仍存在进步空间。

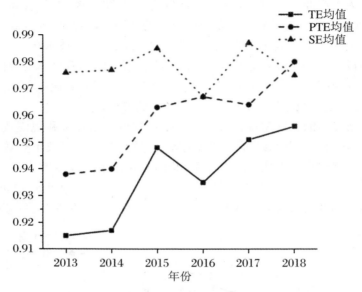

图 9.2　2013—2018 年安徽省效率均值趋势图

9.2.2　Malmquist 指数变动

本章使用 Malmquist 指数模型对安徽省医疗卫生机构运行效率进行动态分析,以此测度不同时期全要素生产率的变化。当 Malmquist 指数大于 1 时,表明全要素生产率水平提高,反之则全要素生产率水平降低。同时 Malmquist 指数还可以被分解为综合技术效率变动和技术变动。综合技术效率变动反映了决策单元对当前技术水平的使用效率,大于 1 意味着该决策单元技术利用率提高。技术变动大于 1 意味着该决策单元的生产技术水平进步,使得生产效率提高。

表 9.4 为 2013—2018 年安徽省医疗卫生机构全要素生产率及 Malmquist 指数分解情况。全要素生产率变动均值为 0.998,即年均下降 0.2%。2013—2018 年,安徽省医疗卫生机构全要素生产率有所波动,除 2013—2014 年以及 2016—2017 年全要素生产率略大于 1 外,其余年份均低于 1,说明安徽省医疗卫生机构总体呈下降趋势。另外,综合技术效率变动与技术变动均值分别为 1.009 和 0.989,即综合技术效率变动年均上升 0.9%、技术变动年均下降 1.1%,可见技术变动抑制了安徽省医疗卫生机构全要素生产率的改善。纯技术效率变动年均上升 1%,

规模效率变动均值为 1。

表 9.4　安徽省医疗卫生机构的 Malmquist 指数

年度	综合技术效率变动（Effech）	技术变动（Techch）	纯技术效率变动（Pech）	规模效率变动（Sech）	全要素生产率变动（TFP）
2013—2014	1.003	1.024	1.003	1	1.027
2014—2015	1.035	0.953	1.026	1.009	0.986
2015—2016	0.986	1	1.004	0.982	0.986
2016—2017	1.018	0.999	0.997	1.021	1.017
2017—2018	1.005	0.969	1.018	0.987	0.974
平均	1.009	0.989	1.01	1	0.998

　　下面基于空间角度进行分析，具体结果如表 9.5 所示。按照全要素生产率大小进行排序，前三位分别为滁州（1.04）、六安（1.033）和淮南（1.031）。在分析的 16 个地级市中，全要素生产率上升的有 7 个市，8 个市全要素生产率下降，只有蚌埠的全要素生产率不变。

表 9.5　2013—2018 年安徽省 16 个地级市医疗卫生机构 Malmquist 指数

	综合技术效率变动（Effech）	技术变动（Techch）	纯技术效率变动（Pech）	规模效率变动（Sech）	全要素生产率变动（TEP）
合肥	1.021	1.001	1	1.021	1.022
淮北	1.026	0.992	1.026	0.999	1.018
亳州	0.997	1.001	1	0.997	0.998
宿州	1.017	1.003	1.01	1.007	1.02
蚌埠	0.997	1.003	1	0.997	1
阜阳	0.992	1.007	1	0.992	0.999
淮南	1.037	0.994	1.038	0.999	1.031
滁州	1.037	1.003	1.036	1.001	1.04
六安	1.033	1	1.055	0.979	1.033
马鞍山	0.993	0.99	0.992	1.002	0.983
芜湖	0.991	1	0.989	1.003	0.991
宣城	0.994	0.996	0.995	1	0.991
铜陵	1	0.89	1	1	0.89

续表

	综合技术效率变动（Effech）	技术变动（Techch）	纯技术效率变动（Pech）	规模效率变动（Sech）	全要素生产率变动（TEP）
池州	1	0.966	1	1	0.966
安庆	1.01	1	1.005	1.005	1.01
黄山	1.004	0.977	1.01	0.994	0.981
平均	1.009	0.989	1.01	1	0.998

9.2.3　Tobit 回归结果

利用 Eviews 6.0 软件，对上述解释变量进行平稳性检验。检验结果表明总抚养比、取对数的人均 GDP 和财政支出、居民受教育程度、医护比和城镇化率的一阶差分序列在 1% 的显著性水平下是平稳序列。

将综合技术效率、纯技术效率和规模效率值作为被解释变量，建立三个回归模型，运用 Stata1 5.0 软件对模型 1（TE）、模型 2（PTE）以及模型 3（SE）进行 Tobit 回归分析。估计结果见表 9.6。

表 9.6　Tobit 回归的系数估计值

项目	模型 1（TE）		模型 2（PTE）		模型 3（SE）	
	系数估计值	P 值	系数估计值	P 值	系数估计值	P 值
总抚养比	0.263*	0.056	0.361*	0.062	−0.029	0.744
人均 GDP	0.412**	0.002	0.378*	0.057	0.115*	0.091
居民受教育程度	−0.029**	0.042	−0.017	0.431	−0.017*	0.064
财政支出	0.013	0.476	0.025	0.314	−0.007	0.558
医护比	−0.088	0.435	−0.301	0.079	0.036	0.593
城镇化率	−0.529**	0.037	−0.655*	0.085	−0.082	0.52
常数项	−0.499	0.329	−0.234	0.754	0.677*	0.02
LR chi2(01)	43.58		44.32		17.92	
Log likelihood	95.489163		42.858956		119.47181	
Prob＞chi2	0.0025		0.0015		0.353	

注：* 表示 $P<0.1$，** 表示 $P<0.05$。LR chi2(01)表示卡方统计量，用于检验模型中某个变量与响应变量之间的关联强度。Log likelihood 是评估统计模型拟合度的一个重要指标，它衡量了模型预测的概率分布与实际观测数据之间的匹配程度。Prob＞chi2 表示变量对模型影响的显著性。

从表 9.6 的结果来看,3 个模型都通过了似然比检验,说明模型设定合理,通过对模型中各变量的系数分析发现:

(1) 总抚养比对安徽省医疗卫生机构的综合技术效率、纯技术效率以及规模效率产生不同影响。根据模型结果,总抚养比与综合技术效率以及纯技术效率的回归系数均为正,并在 10% 水平正向显著。对规模效率而言,总抚养比上升会带来安徽省医疗卫生机构规模投入浪费。这与假设 H1 不符,原因可能是现有的医疗机构规模已经满足医疗卫生需求,并处于规模报酬递减状态,此时虽然儿童和老人的数量增加,家庭医疗保健支出增加,也不会带来医疗卫生机构规模效率的提升。因此,在社会老龄化加剧以及二孩政策背景下,安徽各地级市医疗卫生机构的管理水平和服务质量将得到显著提升。

(2) 人均 GDP 与安徽医疗卫生机构的综合技术效率、纯技术效率和规模效率分别在 5%、10% 和 10% 显著性水平下正相关。符合本章人均 GDP 对安徽省医疗卫生机构效率值的假设 H3。随着人均收入的增长,家庭可支配收入增加,若合理安排日常开支,用于医疗卫生的部分能够享受更优质的医疗服务,从而有利于提高整个地区的医疗服务水平,促进医疗机构运营效率的提升。另外,人均 GDP 在本章所选择的解释变量中,与安徽医疗卫生机构效率值的回归系数较大,说明人均 GDP 为制约安徽省医疗卫生机构运行效率重要因素。所以应重视地区经济发展,借此增加整个地区的卫生支出资金,从而为居民提供更优质、更丰富的医疗资源和技术。

(3) 居民受教育程度对安徽医疗卫生机构的综合技术效率、纯技术效率的负向影响显著,对规模效率的回归系数虽然为负,但结果并不显著,与预期假设 H2 不一致。该结果的可能原因在于受教育程度越高的居民更关心和注重自身的健康,患病率较低,而受教育程度低的人群往往会利用或忽视身心健康,以获得个人收入,患病率高且就医率低。长此以往,患病率低的人群成为就医主体,医疗服务需求赶不上医疗卫生资源的投入,抑制了医疗卫生机构运营效率。而就目前而言,十二年义务教育的试行和高等教育学校的扩招必将增加居民受教育年限。为防止医疗卫生资源的浪费和投入冗余,政府必须考虑医疗服务质量的整体提升,优化医疗资源投入。

(4) 财政支出和医护比对安徽省医疗卫生机构效率的影响截然相反。财政支出对安徽医疗卫生机构综合技术效率和纯技术效率的影响为正,但对规模效率的回归系数为负。与之相反的是医护比对综合技术效率和纯技术效率的影响为负,与规模效率呈正相关关系。两者均不符合假设,不过除医护比与纯技术效率通过 10% 的显著性检验外,其余效率值与财政支出和医护比的影响均未通过显著性检验,表明用于医疗的政府财政支出和医护数量比对安徽省医疗卫生机构运行效率的影响不大。

（5）城镇化率对安徽省医疗卫生机构的综合技术效率、纯技术效率以及规模效率的回归系数均为负。说明城镇化率与医疗卫生机构效率值呈负相关关系，与假设 H4 完全相悖。具体而言，城镇化率对综合技术效率以及纯技术效率在 5% 和 10% 的水平下负向显著相关，且回归系数较大，但规模效率未通过显著性检验。理论上讲，城市在医疗卫生领域发挥增长极作用，但实证结果却恰恰相反。1949 年之后，政策向城市倾斜，工业化水平的快速提升离不开城市化进程的加快，此举极大阻碍了城市的健康发展。涌入城市的廉价劳动力一直游离在城市医疗保障体系之外，健康意识不足和医疗保障制约成为医疗卫生领域高质量发展的"拦路虎"。近年来，国家积极推进城乡医疗保险一体化，努力提高医疗卫生领域的绩效。

9.3 总结与讨论

9.3.1 总结

本章运用 DEA-Malmquist 模型和 Tobit 回归分析安徽省 16 个地级市医疗卫生机构的运行效率及其影响因素，结果表明：

（1）2013—2018 年，安徽省医疗卫生机构的综合技术效率整体处于上升趋势。2013—2018 年，安徽省医疗卫生机构的纯技术效率总体处于上升趋势，只有 2017 年出现小幅下降。另外，2013—2018 年规模效率整体除 2016 年波动幅度较大外，其余年份波动幅度不大，保持相对稳定。这六年安徽省在医疗卫生资源方面的配置向好发展，但仍未达到最优状态。全省仅铜陵市和池州市达到 DEA 有效，六安在六年间的均值为仅为 0.822，为全省最低。合肥、亳州、蚌埠、阜阳、铜陵、池州 6 个市处于技术有效，同时仅铜陵和池州处于规模报酬不变。除这 2 个市外，其余市的纯技术效率和规模效率差距较大。其中六安市和淮南市的纯技术效率值低于 0.900，分别为 0.844 和 0.846。规模效率值降低是导致安徽省 2016 年综合技术效率下降的主要原因。

（2）2013—2018 年，安徽省医疗卫生机构全要素生产率变动均值为 0.998，即年均下降 0.2%。安徽省医疗卫生机构全要素生产率有所波动，除 2013—2014 年以及 2016—2017 年全要素生产率略大于 1 外，其余年份均低于 1，说明安徽省医疗卫生机构总体呈下降趋势。综合技术效率变动与技术变动均值分别为 1.009 和 0.989，即综合技术效率变动年均上升 0.9%、技术变动年均下降 1.1%，可见技术变动抑制了安徽省医疗卫生机构全要素生产率的改善。全要素生产率排名前三位的市分别为滁州（1.04）、六安（1.033）和淮南（1.031）。安徽省 16 个地级市中，全要素生产率上升的有 7 个市,8 个市全要素生产率下降,只有蚌埠的全要素生产率不变。

(3) 本章所选的 6 个被解释变量假设与实证结果存在较大出入。总抚养比与综合技术效率以及纯技术效率的回归系数为正,并在 10% 水平正向显著,但对规模效率而言,总抚养比上升会带来安徽省医疗卫生机构规模投入浪费。人均 GDP与安徽医疗卫生机构的综合技术效率、纯技术效率和规模效率分别在 5%、10% 和10% 显著性水平下正相关。符合本章人均 GDP 对安徽省医疗卫生机构效率值的假设 H3。居民受教育程度对安徽医疗卫生机构的综合技术效率、纯技术效率的负向影响显著,对规模效率的回归系数虽然为负,但结果并不显著。财政支出对安徽医疗卫生机构综合技术效率和纯技术效率的影响为正,但对规模效率的回归系数为负。与之相反的是医护比对综合技术效率和纯技术效率的影响为负,与规模效率呈正相关关系。城镇化率对安徽省医疗卫生机构的综合技术效率、纯技术效率以及规模效率的回归系数均为负。

9.3.2　讨论

安徽省医疗卫生机构在现有的规模下,存在着医疗资源投入不足与浪费并存的现象,其卫生管理能力低下、医疗技术水平不高、服务质量参差不齐,卫生资源投入结构不合理等问题亟须解决。因此笔者针对安徽省医疗卫生机构现实情况,提出以下建议:

(1) 安徽省医疗卫生机构运营效率尚未达到最优,医疗卫生资源配置仍需优化。同时安徽省各地级市的医疗卫生机构运营效率存在显著差异。从目前投入冗余和资源浪费的情况来看,绝大多数地区医疗卫生机构资源使用效率有待提高。现代化医疗卫生机构要求进一步推进机构质量管理和精细化管理,实现医疗资源的可持续发展。地区间的效率差异要求机构间不能照搬照套,要根据实际情况进行决策。因地制宜完善卫生资源分配制度,提高卫生资源分配的公平性。针对不同城市效率低下的原因,有针对性地提出改进,如六安市和淮南市需注意提高医疗卫生机构的纯技术效率,重视机构技术和管理带来的效率,加强机构新技术的创新和引进。

(2) 针对目前医疗卫生机构全要素生产率的下降,各地区医疗卫生机构应通过合理使用医疗资源,提升管理水平并积累管理经验,借此提高全要素生产率,优化医疗卫生机构自身服务能力。由于技术变动抑制了安徽省医疗卫生机构全要素生产率的改善,医疗机构在服务过程中可通过引进新技术、加强医疗卫生机构技术创新能力和经营技术水平。目前安徽省医疗卫生机构规模影响整体运营效率,而实证结果显示安徽省医疗卫生机构要素投入增速高于服务产出水平,因此可通过合理控制卫生投入,如合理控制卫生技术人员数和床位数,进而合理控制医疗卫生机构规模。目前医共体作为区域所有医疗卫生资源重新整合后的医疗组织,最大程度利用地域内医疗资源,为居民提供更高水平的优质医疗服务。

(3)由于受教育年限和收入差距的存在,可支配收入低的家庭倾向于以健康资本换取收入,可能导致其身体更易生病,从而增加其医疗支出。为减轻居民的医疗卫生费用负担,抑制卫生总费用的过快增长,必须保障医疗体系实现全覆盖,加大医疗服务的统筹力度,提高就诊的报销比例。根据实证结果,随着城镇化进程的加快,会直接降低医疗服务产出效率。一方面,面对城镇化带来的医疗资源供给压力,政府应从政策供给层面,统筹城乡发展,并从社会利益让渡角度讨论城镇化对医疗卫生领域带来的城乡结构矛盾。另一方面,政府财政支出的边际效用递减,无绩效的财政支出增加,并不会带来很好的效益。厘清政府卫生财政职能,编制合理的绩效运算,以卫生需求为导向,强化医疗项目评价,减少盲目实行项目,从根本上缓解医疗卫生"支"大于"收"的窘境。

第 10 章　安徽省中医类医院与综合医院运行效率比较研究

10.1　研究背景

自新医改和党的十八大以来,安徽省中医药产业蓬勃发展,其中最为突出的则是中医医疗服务体系日益完善,表现为中医医疗资源不断丰富,医疗服务能力与效率稳步提升,医疗收支也在逐年增长。中医医疗服务体系是我国医疗服务体系的重要组成部分(董杰昌等,2015),也是维护国民健康的重要屏障,具体包括中医医院、中医门诊部、中医诊所、综合医院的中医科以及提供中医服务的乡镇、社区卫生服务中心(洪宝林等,2010)。笔者前期以中医类医院为研究对象,经过不断积累,构建了以医疗资源、服务能力与效率、医疗收支为一级指标的中医医疗服务综合评价体系。然而,关于安徽省新医改政策评价的实证分析,以及致力于研究安徽省中医医疗服务机构运营效率的文献仍属空白。中医类医院是中医医疗机构的主体,研究中医类医院的运营效率有利于指导中医院进行合理的资源配置,进而提高其服务水平,增加医疗收支。本章在总结前人研究的基础上,结合 2007—2017 年《中国卫生和计划生育统计年鉴》与《全国中医药统计摘编》的面板数据,通过产出导向的 DEA-Malmquist 模型,分析和评价安徽省中医类医院与综合医院的整体运行效率,进而总结新医改和党的十八大以来的改革成果,最终提出建设性意见。

10.2　文献回顾

10.2.1　国内文献回顾

关于投入产出指标的选择方面,董四平等(2014)通过文献研究法,统计了 1984—2014 年关于使用 DEA 法分析医院运营效率的 85 篇密切文献,得出使用频次最高的前几位指标分别是门急诊人次、出院人数、业务收入、住院人次、病床周转率、总诊疗人次、平均住院日、总收入以及门诊人次，并建议将实际开放床位数与出院人数作为规范指标进行固化研究。秦敬柱（2011）运用聚类分析法对医院投入产出指标进行了确定，运用 SPSS19 对投入产出指标进行了相关性研究，选取医院人员数、中级以上职称比例、万元以上设备数为投入指标，选取总诊疗人次、出院人次为产出指标，同时发现指标间有统计学意义，其变异系数较大（均大于 0.5）且指标间差异性较大。Li，Dong 和 Liu（2014）通过 DEA 法选取实际开放床位数、职工数、固定资产和总支出作为投入指标，选取门急诊人次、出院人数和总收入作为产出指标，对北京市公立医院的相对效率和生产力进行研究，发现虽然这些医院经历了生产率的大幅增长，但每年的增长率逐渐在下降，而且重大的技术变革是医院生产率增长的主要因素。赵宇（2014）运用 Malmquist 指数与 DEA-BCC 模型相结合的方式，选取卫生技术人员数、床位数和总支出作为投入指标，选取门诊诊疗人次数、健康检查人数、出院人数和业务收入作为产出指标，将经济效应与社会效应都考虑在内，得出综合效率有效的省市主要分布在东部和中部地区，而中部和西部地区呈现差异化特征。

丁方然等（2016）以公立中医院为研究对象，将投入指标选择为实有床位数、执业（助理）医师数、中医类别执业（助理）医师数、5000 元以上设备台数和 5000 元以上中医医疗设备台数，产出指标为总诊疗量、中医门诊非药物治疗量、出院患者总量、使用中药饮片出院患者数、医疗收入及中药相关药品收入，并对相关指标进行了描述。进一步研究关于引起全要素生产率变动的因素方面，唐齐鸣和于乐河（2016）认为，2010—2014 年间中国医院全要素生产率呈上升趋势，且其改善主要源于纯技术效率的提升。王颖等（2015）通过对文献进行总结分析，得出新医改后82.37%的县级公立医院全要素生产率得到了提高，主要原因是技术进步，但也存在过度依赖技术进步的问题。综合医院需适度发展规模以提高规模效率，中医医院需侧重提高纯技术效率。

10.2.2　国外文献回顾

关于投入产出指标的选择方面，Kirigia 和 Asbu（2013）认为医生数、护士和助产士人数、实验室技术员人数、床位数应该作为投入指标，门诊次数、出院人数则可以作为产出指标。Ali 等（2017）却选取卫生技术人员、床位数、药品费用作为投入指标，选取门诊数、手术数、住院日数作为产出指标。Jia 和 Yuan（2017）选取实际床位数、在职员工数作为投入指标，选取门急诊人数、出院人数、平均住院日作为产出指标，得出分院的建立并没有对医院产生长期的负面影响。

Castelli 等(2015)指出医院生产率是产出与投入的比值,产出指标主要包括医院患者的数量和诊疗效果,而投入指标则关注人员、设备以及用于病人护理的资本。Stefko 等(2018)指出区域差距日益成为制约经济增长的重要因素,决策者需要定量知识来设计有效和有针对性的政策。他们根据 Window DEA 模型选取实际床位数、医疗技术人员、CT 设备数、MR 设备数、医疗设备数作为投入指标,选取病床使用率、平均护理时间作为产出指标,对斯洛伐克 8 个地区的医疗效率进行评估发现,随着时间的推移,变量值越低的区域效率越高,反之亦然。有趣的是,逐渐将 MR、CT 和医疗器械的数量加在一起作为输入端,对医疗设施的整体效率估计没有显著影响。Masiye(2007)则将医疗卫生人员细化,选取非人力成本、临床医师、医技人员、管理人员作为投入指标,选取门急诊人次、住院床日、出院人数、检查或手术数作为产出指标,在分析赞比亚医院运行效率低下的原因中发现,医院整体运行效率为 67%,意味着大量资源正在被浪费。相对而言,只有 40% 的医院是有效的。研究进一步揭示了医院规模不足是医院效率低下的主要原因,输入拥塞也是医院效率低下的一个原因。

10.2.3　文献述评

在对时间线上医院服务效率动态变化的研究中,国内学者多数采用 Malmquist 模型进行效率拆解与分析,而国外学者则将 Malmquist 模型与 Tobit 回归模型结合,以求分析结果更真实可靠。然而,在对模型的适用性方面很少分析,主要表现为:

(1) 投入产出指标间共线性问题;

(2) 投入产出指标间显著相关性问题;

(3) 指标的性质问题,如社会效应指标与经济效应指标能否同时存在;

(4) Malmquist 模型的使用没有详细的描述,比如 Malmquist 模型不止一种,具体使用哪种模型没有详细指明,不同模型计算结果不同,分析的结论也不同。

另外,关于投入产出指标的描述方面,国内学者更加关注指标的定性描述,以增强指标的画面感,而国外学者则更多注重 Malmquist 效率结果的分析。本章旨在通过 DEA-Malmquist 模型,结合我国中医医疗服务体系综合评价指标的前期研究,在科学选取指标的基础上,对中医类医院与综合性医院运行效率进行比较分析,力求结论真实可靠。

10.3　模型的建立与变量指标的选择

10.3.1　模型的建立

在研究单个投入与产出效率时,学者们多数选择随机前沿法(SFA)、自由分步法(DFA)和厚前沿法(TFA),而关于多投入与多产出之间的效率研究就需要采用DEA法。实际上,DEA法属于截面数据的静态分析,不能反映研究主体的动态变化,但是如果研究时间线上的面板数据,就需要将DEA与Malmqiust结合起来。它可以将全要素生产率变化分解为技术效率变动与技术变动,而技术效率变动又可以分解为规模效率变动与纯技术效率变动。

如果Malmquist指数大于1,表明全要素生产率得到了提高;如果Malmquist指数小于1,表明全要素生产率下降。全要素生产率等于技术变动与综合技术效率变动的乘积,这说明全要素生产率的提升与医疗技术进步和医院管理水平的提高成正相关。技术变动大于1表明生产技术进步,而小于1代表生产技术退化,它反映的是两个时期生产前沿面的变动。技术效率变动大于1表明医院管理水平提高,而小于1代表管理水平降低,这说明资源配置的效率没有提高。将技术效率变动进一步分解为规模效率变动和纯技术效率变动,纯技术效率变动代表生产率是否接近生产前沿面,而规模效率变动代表本期是否比上期更加接近规模报酬固定的状态。纯技术效率变动大于1,表明生产率提高且更接近生产前沿面,而规模效率变动大于1,则表明本期比上期更接近规模报酬固定状态。

10.3.2　指标选取

本章借鉴"结构—过程—结果"服务质量理论(周永莲,2017)并结合我国中医医疗服务体系综合评价,选取医疗资源、服务能力与效率、医疗收支中的代表性指标实际床位数、医院职工数和总支出作为投入指标,选取门急诊人次、入院人数和总收入作为产出指标(表10.1)。投入指标的选择客观上要切实反映出医院服务投入水平,并且要切实影响到产出的变化。产出指标的选择客观上要切实反映出医院服务产出水平,并且要切实受到投入的影响。

表 10.1　投入、产出指标

类型	指标名称	指 标 说 明	指标
投入指标	实际床位数	医院年底固定实有床位数,包括正规床、简易床、监护床、超过半年加床、正在消毒和修理床位、因扩建或大修而停用床位。不包括产科新生儿床、接产室待产床、库存床、观察床、临时加床和病人家属陪侍床	X_1
	医院职工数	指在医疗卫生机构工作并由单位支付工资的人员。包括在编及合同制人员、返聘和临聘本单位半年以上人员(如护士、医师等),不包括离退休人员、退职人员、离开本单位仍保留劳动关系人员、返聘和临聘本单位不足半年人员	X_2
	总支出	包括医疗业务成本,财政项目补助支出,科教项目支出,管理费用和其他支出	X_3
产出指标	门急诊人次数	门急诊疗人次是指群众到医疗卫生机构进行非住院治疗的人次数的统称,是门诊、急诊人次数之和。从病人入院到离开医院为一次完整的门诊活动	Y_1
	入院人数	指报告内所有住院的人数	Y_2
	总收入	包括医疗收入,财政补助收入,科教项目收入和其他收入	Y_3

10.3.3　描述性分析

2007—2017 年的统计数据显示(表 10.2),综合医院的医疗资源、医疗服务和医疗收支均大于中医类医院。其中,综合医院数是中医类医院数的 5.65 倍,实际床位数是中医类医院的 5.34 倍,医院职工数是中医类医院的 5.32 倍,门急诊人次是中医类医院的 5.00 倍,入院人数是中医类医院的 5.61 倍,收入和支出分别是中医类医院的 6.41 倍和 6.35 倍。这充分反映出政府在医疗资源分配上极度不均衡,中医类人才储备不足,发展中医药产业是当务之急。

表 10.2　投入、产出指标的描述性统计

变量	中医类医院		综合医院	
	均值	标准差	均值	标准差
机构数(个)	105.9	12.2	599.0	85.1
实际床位数(张)	21750.7	8080.4	116199.5	31892.5

变量	中医类医院		综合医院	
	均值	标准差	均值	标准差
医院职工数（人）	25418.2	6870.5	135342.3	27246.9
医院总支出（元）	560770.5	334987.6	3558111.7	1774374.7
门急诊人次数（人）	11072391.2	3450986.7	55396055.9	15636576.5
入院人数（人）	701202.8	302806.2	3937233.5	1331498.4
医院总收入（元）	590302.5	348649.7	3784441.9	1906995.2

根据表10.3和表10.4，在平均增长率方面，中医类医院的门急诊人次增长率与综合医院相近，但是其他五项指标增长率皆远高于综合医院，其中实际床位数年平均增长率为11.6%，医院职工数年平均增长率为8.3%，医院总支出年平均增长率为21.8%，入院人数年平均增长率为15.5%，医院总收入年平均增长率为22.1%。由此可见，中医类医院近些年发展迅速，中医医疗资源不断丰富，服务能力稳步增强，收支结余逐年递增，财政补助资金高效。就具体年份而言，2009年新医改和2012年党的十八大期间，各指标年增长率都有较大提升，而其他年份相对稳定，表明政府的医疗改革政策对中医类医院和综合医院的发展具有明显的正面推动作用。

表10.3　安徽省中医类医院投入、产出指标增长率

年份	实际床位数	医院职工数	医院总支出	门急诊人次数	入院人数	医院总收入
2008	7.4%	6.0%	26.1%	1.3%	20.4%	29.4%
2009	14.0%	9.8%	24.8%	8.5%	24.2%	27.5%
2010	7.0%	4.4%	21.3%	8.9%	12.4%	22.8%
2011	9.7%	7.0%	30.9%	13.7%	18.8%	24.9%
2012	23.0%	14.5%	23.3%	11.8%	19.8%	28.5%
2013	17.1%	8.8%	21.9%	12.9%	14.6%	17.8%
2014	11.4%	7.6%	22.5%	13.3%	16.4%	23.4%
2015	7.6%	7.7%	15.5%	6.2%	4.6%	12.5%
2016	5.9%	8.8%	13.9%	4.3%	8.3%	15.7%
2017	12.6%	8.1%	17.8%	10.4%	15.0%	18.5%
平均	11.6%	8.3%	21.8%	9.1%	15.5%	22.1%
标准差	0.051	0.025	0.048	0.039	0.056	0.055

表 10.4　安徽省综合医院投入、产出指标增长率

年份	实际床位数	医院职工数	医院总支出	门急诊人次数	入院人数	医院总收入
2008	12.0%	5.3%	27.4%	13.3%	19.1%	29.1%
2009	10.3%	7.6%	20.3%	9.4%	15.2%	22.2%
2010	8.1%	5.4%	19.5%	4.0%	11.8%	21.1%
2011	15.2%	5.9%	27.2%	13.2%	17.2%	26.6%
2012	9.5%	9.4%	21.6%	14.1%	16.2%	22.4%
2013	6.1%	5.5%	16.7%	8.6%	6.7%	15.1%
2014	7.8%	6.5%	13.0%	11.2%	9.1%	14.9%
2015	7.0%	4.9%	12.0%	3.0%	4.9%	11.2%
2016	8.0%	5.7%	12.4%	4.9%	8.8%	12.4%
2017	5.7%	6.2%	12.4%	10.2%	10.4%	12.5%
平均	9.0%	6.2%	18.3%	9.2%	11.9%	18.8%
标准差	0.027	0.013	0.056	0.038	0.045	0.060

10.3.4　相关性分析

运用 Malmquist 模型时,还需对投入、产出指标之间的相关性进行讨论。即投入指标必须对产出指标产生影响,所以在进行 Malmquist 分析前要对投入、产出指标进行相关性检验。投入、产出指标的相关系数越高,表明其相关程度越大,说明投入与产出指标间具有越明显的因果关系,则 DEA 得出的投入产出的效率分析结果越可靠。

从表 10.5 和表 10.6 中可以看出,无论是中医类医院还是综合医院,其投入产出指标间的相关系数几乎都在 0.992 以上,绝大多数相关系数都在 0.996 附近,具有较高的正相关性,表明投入和产出的变化具有明显的同向变化关系,这符合 Malmquist 模型对投入和产出指标的同向性要求,所选择的指标适合运用 Malmquist 模型分析。

表 10.5　中医类医院投入、产出指标相关性

指标	实际床位数	医院职工数	医院总支出	门急诊人次数	入院人数	医院总收入
(X1)实际床位数	1					
(X2)医院职工数	0.997**	1				
(X3)医院总支出	0.994**	0.998**	1			
(Y1)门急诊人次数	0.998**	0.995**	0.995**	1		
(Y2)入院人数	0.997**	0.996**	0.992**	0.997**	1	
(Y3)医院总收入	0.994**	0.998**	1.000**	0.994**	0.993**	1

注:** 表示在 0.01 水平上显著相关。

表 10.6　综合医院投入、产出指标相关性

指标	实际床位数	医院职工数	医院总支出	门急诊人次数	入院人数	医院总收入
(X1)实际床位数	1					
(X2)医院职工数	0.998**	1				
(X3)医院总支出	0.997**	0.999**	1			
(Y1)门急诊人次数	0.995**	0.997**	0.996**	1		
(Y2)入院人数	0.998**	0.997**	0.995**	0.996**	1	
(Y3)医院总收入	0.997**	0.999**	1.000**	0.997**	0.995**	1

注:** 表示在 0.01 水平上显著相关。

10.4　实 证 分 析

　　本章数据来源于 2007—2017 年《中国卫生和计划生育统计年鉴》与《全国中医药统计摘编》,笔者选用 deap 2.1 软件进行投入产出指标间的效率分析。通过产出导向的 DEA-Malmquist 模型,分别计算出安徽省中医类医院和综合医院医疗服务的全要素生产率变动、技术变动、规模效率变动、技术效率变动和纯技术效率变动,具体见表 10.7。

表 10.7　安徽省中医类医院与综合医院投入产出情况分析

年份	中医类医院					综合医院				
	技术效率变动	技术变动	纯技术效率变动	规模效率变动	全要素生产率变动	技术效率变动	技术变动	纯技术效率变动	规模效率变动	全要素生产率变动
2007—2008	1	0.99	1	1	0.99	1	1.045	1	1	1.045
2008—2009	1	1.005	1	1	1.005	1	1.016	1	1	1.016
2009—2010	1	1.028	1	1	1.028	1	1	1	1	1
2010—2011	1	1.007	1	1	1.007	1	1.031	1	1	1.031
2011—2012	1	1.009	1	1	1.009	1	1.024	1	1	1.024
2012—2013	1	1.001	1	1	1.001	1	0.999	1	1	0.999
2013—2014	1	1.03	1	1	1.03	1	1.021	1	1	1.021
2014—2015	1	0.973	1	1	0.973	1	0.987	1	1	0.987
2015—2016	1	1	1	1	1	1	0.996	1	1	0.996
2016—2017	1	1.013	1	1	1.013	1	1.022	1	1	1.022
平均	1	1.005	1	1	1.005	1	1.014	1	1	1.014
标准差	0	0.02	0	0	0.02	0	0.02	0	0	0.02

2007—2017 年,安徽省医疗服务机构的全要素生产率总体处于上升趋势,医疗改革成效显著。就中医类医院各个时期的效率而言,全要素生产率大于 1 的年份有 7 年,占比 70%,等于 1 的年份有 1 年,小于 1 的年份有 2 年。另外,2009—2010 年新医改期间,中医类医院的 Malmquist 指数是 1.028,说明全要素生产率年均提高了 2.8%,这是安徽省中医类医院十年间全要素生产率增幅最大的一年,也是技术变动最大的一年,侧面说明生产前沿面的变动较多。这充分说明新医改的政策对中医类医院的技术变动有显著性提高,使得既定的投入在正向激励作用下,产出大幅度增加,具体见图 10.1。

从 Malmquist 指数及其分解的几何平均数值来看,2007—2017 年我省中医类医院和综合医院的平均 Malmquist 指数分别是 1.005 和 1.014,说明全要素生产率年均提高了 0.5% 和 1.4%。其中,技术效率变动指数均为 1,技术变化指数分别是 1.005 和 1.014,说明总体效率提高主要得益于技术进步与创新的推动,并非来源于组织管理水平的提高。显然,中医类医院全要素生产率略低于综合医院,这与实际情况相符,因为二者的平均技术效率变动都为 1,所以全要素生产率的数值受技术变动的影响。而实际上综合医院在技术创新和推动方面确实强于中医类医院,这与中医类医院发展理念和中医文化直接相关。中医类医院着重对中医医疗的传承与发展,而综合医院却是对新技术、新理念的不断创新与突破。同时,中医类医院和综合医院的平均技术效率变动均为1,表明中医类医院与综合医院一样,在资源配置方面都管理得当,可见二者的运营管理水平较高。整体看来,新医改和党的十八大以后中医类医院的技术变动指数明显高于综合医院,这说明中医类医院在技术进步或技术创新绩效上相对优于综合医院。

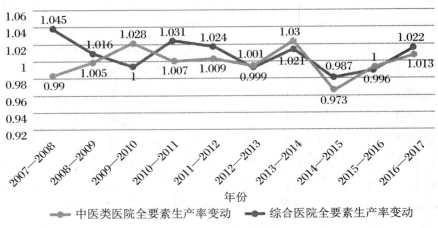

图 10.1　全要素生产率变动

10.5　总结与讨论

本章在结合《中国卫生和计划生育统计年鉴》与《全国中医药统计摘编》数据的基础上,运用 DEA-Malmquist 模型对 2007—2017 年安徽省中医类医院和综合医院医疗服务效率进行了比较和实证分析,研究得出安徽省医疗服务机构的全要素生产率总体处于上升趋势,两者均能合理利用现有资源,深入分析发现,中医类医院全要素生产效率略低于综合医院,但中医类医院无论是社会效益指标还是经济收益增长均明显快于综合医院。全要素生产率等于技术变动与综合技术效率变动的乘积,技术效率变动又可进一步分解为规模效率变动和纯技术效率变动。中医类医院和综合医院的平均 Malmquist 指数分别是 1.005 和 1.014,两者的提高经分析均得益于技术效率的改变。

安徽省中医类医院和综合医院全要素生产率提高皆受政策影响。其中,中医类医院的反应程度强于综合医院,尤其是新医改和党的十八大政策实施之后。2009—2010 年,中医类医院的 Malmquist 指数是 1.028,为中医类医院十年间全要素生产率增幅最大的一年,也是技术变动最大的一年,侧面说明生产前沿面的变动较多。这充分说明新医改的政策对安徽省中医类医院的技术变动提高有显著性影响,使得既定的投入在正向激励作用下,产出大幅度增加。不可否认的是,综合医院在技术创新和推动方面确实强于中医类医院。因此,中医类医院在加强内部管理的同时,更应重视中医服务技术创新,改变既有观念,以更加包容的心态接受新理念、新技术、新方法,敢于突破,发展特色专科,转变服务方式,从而促进中医药参与全球卫生管理。同时,政府应当加大财政投入,使中医类医院能够在规模适度发展的同时,积极进行科学研究与学术创新,提高自身创新和研发能力。

　　本章在指标选取方面虽然参考了大量文献进行了相关性分析,但是没有进行共线性讨论。首先,在社会效益指标和经济指标共同使用方面,没有对经济指标是否应当进行平减分析进行研究。其次,Malmquist 模型评价较为单一,没有将多种模型结合研究,譬如运用 DEA-BCC 模型单独具体比较 2009 年和 2012 年中医类医院和综合医院的投入产出效率。最后,Malmquist 模型只能进行描述性研究,无法更深入分析造成结果的本质原因,如果结合 Tobit 回归模型,或许可以获得更加准确的结论。

　　总之,中医类医院需进一步提高服务质量,改善收支结构,协同当地相关政策,创新中医药服务新业态,弘扬中医药文化。同时,高校还要创新中医药人才培养模式,推动中医药高等教育改革,从而保障中医医疗服务技术人才的储备。另外,建议每年进行医疗机构的效率评估,及时了解发展状况,从而调整医院发展战略。

结　　语

《全国医疗卫生服务体系规划纲要(2015—2020年)》指出,我国的医疗卫生服务体系经过长期发展,已经形成了由医院、基层医疗卫生机构、专业公共卫生机构等组成的覆盖城乡的体系。然而,该体系仍然存在一些突出问题,如医疗卫生资源总量不足、质量不高、结构与布局不合理、服务体系碎片化、部分公立医院单体规模不合理扩张等。为促进医疗卫生资源的进一步优化配置,提高服务的可及性、能力和资源的利用效率是实现社会可持续发展的重要基石。

近年来,中医药凭借其在养生、保健等领域的独特优势,受到国内外越来越多民众的认可,政府也将其发展上升为国家战略。中医医疗服务体系在维护国民健康方面扮演着重要的角色,完善我国的中医医疗服务体系成为当前发展中医药的首要任务。只有在指标确定的基础上,我们才能正确合理地发展中医医疗服务事业。

本书以2013—2018年《中国卫生和计划生育统计年鉴》和2012—2017年《全国中医药统计摘编》的面板数据为依据,选取了31个省(区、市)的中医类医院作为研究对象。通过探索性因子分析法构建了我国中医医疗服务体系的主要指标,并结合TOPSIS法对我国各省份中医医疗服务发展水平进行了综合评价。研究发现,中医医疗服务体系的综合评价指标可分为4个一级指标和14个二级指标,综合因子得分与最优解贴近度的结果基本一致。总体来看,全国中医医疗服务体系发展存在东强西弱、南优北劣的不平衡、不充分的现状。华北和华东地区在中医医疗服务收支能力方面普遍强于西北和西南地区。西南和西北地区的人均医疗资源较丰富,但总体医疗资源相对较弱,落后于华东和华北地区。华东、华南和华中地区的中医医疗服务机构以较少的服务资源投入获得了较好的服务效果和较高的经济效益。

中医类医院作为发挥中医药服务功能的载体,其运营状况直接反映了我国中医药卫生资源的配置效率。项目组通过DEA-Malmquist模型对2012—2017年全国31个省(区、市)的中医类医院运行效率进行了测度与评价。结果显示,我国中医类医院的运行效率总体状况良好,2012—2017年全国中医类医院全要素生产率年均上升0.4%。但东部、中部、西部地区的效率值存在显著差异。东部地区的综合技术效率降幅明显,应重视规模报酬和资源配置问题。中部地区的纯技术效率滞后问题较为严重,但规模效率处于全国领先水平,改进方向应以优化资源配置和提高医院管理水平为重点。此外,本书运用三阶段 DEA 的方法,剔除了环境变量和随机干扰后,对 2017 年全国 31 个省(区、市)的中医类医院运行效率进行了测度。发现我国中医类医院的综合技术效率、纯技术效率和规模效率分别为 0.816、0.902 和0.909。与调整前相比,综合技术效率和纯技术效率分别上升 0.5 个百分点和 0.8 个百分点,但规模效率下降了 0.4 个百分点。各区域的综合技术效率排序为:华中>华东>华南>西南>西北>华北>东北。

同时,对 2017 年全国 30 个省(区、市)的中医医院和中西医结合医院运行效率进行了比较分析。发现中医医院的运行效率整体上高于中西医结合医院。我国中医医院和中西医结合医院的综合技术效率、纯技术效率和规模效率分别为 0.870、0.911、0.957 和 0.733、0.900、0.823。调整后的技术效率方面,各地区中医医院的均值排序为:西南>华中>华东>华南>西北>华北>东北;中西医结合医院的地区排序为:西南>华中>华东>华北>华南>东北>西北。

另外,对于安徽省的医疗服务机构,包括中医类医院和综合医院,全要素生产率在 2007 年至 2017 年间总体呈上升趋势。具体来说,中医类医院和综合医院的平均 Malmquist 指数分别是 1.005 和 1.014,表明全要素生产率年均提高了 0.5%和1.4%。这主要归因于技术进步和创新的推动,而不是组织管理水平的提高。值得注意的是,新医改和党的十八大以后,中医类医院的技术变动指数明显高于综合医院,这表明中医类医院在技术进步或技术创新方面相对优于综合医院。此外,2013 年至 2018 年,安徽省医疗卫生机构的综合技术效率整体呈上升趋势,全要素生产率变动均值为 0.998,即年均下降 0.2%。造成资源配置效率相对偏低的主要原因是投入过剩、产出能力弱和资源利用率偏低等问题。

综合上述分析和研究结果,虽然我国医疗卫生机构整体运行良好,但仍存在一定的改进空间。为此,笔者及其团队提出以下改进意见,以进一步优化医疗卫生服务体系:

(1) 从国家层面来看,政府需正视医疗卫生机构的区域差异问题,合理规划医疗卫生资源。将资源根据实际需求和患者分布情况合理配置,避免资源过度集中或过度分散。加强对医疗投资项目的绩效考核,确保投资产生良好效益。避免盲目扩张和不合理的投入,确保资源的有效利用。明确各级各类公立医疗卫生机构的建设数量和规模,避免重复建设和资源浪费。同时,强化内涵建设,提高医疗卫生服务的质量和水平。推进分级诊疗制度,整合各级医疗卫生机构的服务功能,让患者可以在就近的医疗机构得到持续、系统的医疗卫生服务。

(2) 从各级政府层面来看,地方需加大对医药科技人才的培养和引进,提升医药高等院校的办学水平。为医疗卫生机构提供更多高素质的医务人员。完善医保制度,优化财政资金支出结构。确保医疗卫生机构有足够的财政支持,提高服务水平和质量。关注医疗卫生机构的人才储备和外部运营环境,提供良好的工作环境和激励机制,以便吸引和留住人才。

(3)从医院层面来看,医院应创新人才引进模式,引入高层次的医务人员和管理人才,提高医院的管理和技术水平。制定有效的工作激励机制,激发医务人员的积极性和创造性,提高服务质量和效率。加强区域间协同合作,搭建市际医共体,促进医疗经验和技术的交流和共享,提高整体医疗服务水平。

最后,由于各地区中医类医院运营状况存在差异,政府应正视区域差异问题,加强部分地区中医药事业的政策倾斜,积极推进各地分级诊疗进程,建立院系间医疗联合体,促进中医药事业的均衡发展。鉴于外部环境因素会对效率产生显著影响,改善外部环境是促进中医类医院高效运行的重要方式。对此,本书提出以下改进意见:

(1)各地区需综合考虑中医药财政拨款中支持中医药人才发展的比例,同时优化城市宜居环境,推动创新,实现产业升级,从而提高地区医疗服务水平。

(2)在推进城镇化进程的过程中,要适度降低居民集聚水平,确保区域中医药卫生资源配置的公平性和合理性。

(3)改善政府卫生财政拨款的机构数目和基础设施投入,减少浪费,以提高资源配置效率。

(4)均衡中医药医疗资源的配置,使资源在合理分配的基础上向发展不充分地区倾斜。通过输送人才,加强中西部医疗资源实力,改善东中西部医疗资源分配不均的问题。

(5)加大对我国中西医结合医院的重视力度,提升其整体运行效率。

总体而言,通过政府层面的政策倾斜、外部环境的改善以及资源配置的优化,可以促进中医类医院的高效运行,进一步推动医疗卫生事业的发展,从而造福广大民众。

参 考 文 献

白倩,王溪,郭艺玮,等,2019.北京市公立中医类医院运行效率的 DEA 分析[J].中医药导报,25 (12):1-4,8.

陈多,李芬,王瑾,等,2016.中医药服务综合评价体系的影响分析[J].中国卫生资源,19(6): 480-484.

陈芳,蒋建华,张建华,2018.广东省中医医院效率动态变化的 Malmquist 跨期研究[J].中国医 院,22(1):36-38.

陈芳,向媛薇,蒋建华,等,2018.广东省中医医院效率及影响因素分析[J].中国卫生事业管理,35 (10):744-747.

陈聚祥,曾培培,陈亚运,等,2016.基于 DEA 的全国中医类医疗卫生资源配置效率评价[J].中 国卫生统计,33(2):271-273,277.

陈龙姣,陈明,2020.我国省际财政医疗卫生支出效率测度及影响因素分析[J].预算管理与会 计,11:20-23.

陈敏辉,2020.社会网络、富裕程度与农村家庭医疗支出研究[J].山西农经,24:19-21.

陈升,王京雷,谭亮,2019.基于三阶段 DEA 的我国创新型产业集群投入产出效率研究[J].经济 问题探索,9:148-157.

陈舒盈,黄晓光,王梦圆,等,2018.基于因子分析法和数据包络法的三级医院科研投入产出效率 评价[J].南京医科大学学报(社会科学版),18(1):47-52.

陈云,2019.“新医改”背景下我国中医类医院运行效率评价研究[J].中国卫生统计,36(1):75- 77,80.

程建青,罗瑾琏,杜运周,2019.制度环境与心理认知何时激活创业? 一个基于 QCA 方法的研究 [J].科学与科学技术管理,40(2):114-131.

丁方然,程薇,房耘耘,等,2016.北京市三级中医医院运行效率的 Malmquist 指数研究[J].中国 医院管理,36(7):55-57.

丁敬美,张献志,张洁琼,等,2017.2014 年全国 31 省市卫生系统效率及其影响因素分析[J].中 国卫生事业管理,34(6):432-435,471.

董杰昌,王洪,刘清泉,等,2015.市、区、镇、村一体化中医医疗服务体系建设的创新与初步实践 [J].中国医院,19(10):39-41.

董四平,左玉玲,陶红兵,等,2014.中国医院效率 DEA 研究分类与投入产出指标分析[J].中国 卫生政策研究,7(10):40-45.

杜运周,贾良定,2017.组态视角与定性比较分析(QCA):管理学研究的一条新道路[J].管理世 界,6:155-167.

封进,余央央,楼平易,2015.医疗需求与中国医疗费用增长:基于城乡老年医疗支出差异的视角 [J].中国社会科学,3:85-103,207.

付强,樊静,2019.构建优质高效医疗卫生服务体系思辨:动因、涵义与路径[J].中华医院管理杂志,35(2):89-93.

付一宁,雷海,陆敏,2014.基于 TOPSIS 分析法的人民银行电子化设备采购管理绩效评价研究 [J].海南金融,11:62-65,88.

顾晓东,王凡,林君,2011.医院临床科室综合评价指标体系研究[J].中国医院管理,31(2): 36-38.

何莉,董梅生,丁吉海,等,2014.安徽省高校自然科学学报学术影响力综合评价分析:基于因子分析法[J].中国科技期刊研究,25(3):427-431.

贺丹,刘厚莲,2019.中国人口老龄化发展态势、影响及应对策略[J].中共中央党校(国家行政学院)学报,23(4):84-90.

洪宝林,房耘耘,程薇,等,2010.我国中医医疗服务体系的现状及问题[J].中国卫生经济,29(9): 33-35.

侯亚冰,2019.基于三阶段 DEA 模型的我国省域健康生产效率评价与研究[D].天津:天津医科大学.

胡淼,董方,田丽娟,等,2016.应用因子分析法探讨新型农村合作医疗绩效评价[J].中国卫生统计,33(1):24-26.

黄算,冯启明,黎燕宁,等,2014.广西县级综合性公立医院效率 DEA 评价[J].中国公共卫生,30 (5):653-656.

黄岩,2013.基层医疗机构中医药服务研究[D].苏州:苏州大学.

景日泽,张鲁豫,章湖洋,2018.北京市公立医院与民营医院效率比较分析:基于 DEA 模型[J]. 卫生经济研究,6:22-25.

雷鹏,冯志昕,丁荆妮,等,2019.中国医疗资源配置与服务利用现状评价[J].卫生经济研究,36 (5):50-55.

李福祥,刘琪琦,2016.我国地区金融发展水平综合评价研究:基于面板数据的因子分析和 topsis 实证研究[J].工业技术经济,35(3):152-160.

李慧君,张建华,2013.我国医疗卫生资源效率分析:基于两阶段的 Malmquist-Tobit 方法实证 [J].中国卫生经济,32(10):32-34.

李萌,郭淑岩,董四平,2019.基于 Bootstrap-Malmquist-DEA 纠偏的中国医院效率和全要素生产率测量[J].卫生经济研究,36(3):63-68.

李娜,李萌,杨威,2020.基于 DEA 模型的山西省三级综合医院运营效率评价[J].中国医院,24 (6):21-23.

李颖菲,李越,郭丽芳,等,2019.基于 DEA 和 Malmquist 指数的河南省中医医院医疗服务资源配置效率分析与评价[J].中国卫生统计,36(5):710-712.

李志广,丁志远,孔爱杰,等,2021.基于三阶段 DEA 模型的我国中医医院与中西医结合医院运行效率比较[J].医学与社会,34(2):56-61.

李志广,孔爱杰,张婉莹,2020.我国中医类医院运行效率的测度与评价[J].中国卫生资源,23 (6):564-569.

李志广,伊扬,李强强,2019.安徽省中医类医院与综合医院运行效率比较研究:基于 DEA-Malmquist 模型[J].锦州医科大学学报(社会科学版),17(5):34-39.

李志广,张薇,伊扬,等,2020.我国中医医疗服务体系发展水平综合评价研究[J].南京医科大学学报(社会科学版),20(1):88-94.

林凯,袁波英,孟雪晖,2017.基于三阶段 DEA 的浙江省三级公立医院运行效率分析[J].中国医院管理,37(11):34-36.

刘洪青,2016.福建省县级综合医院医疗服务能力评价及影响因素分析[D].福州:福建医科大学.

刘鹏程,李程跃,孙梅,等,2016.中国县级疾病预防控制中心效率数据包络分析[J].中国公共卫生,32(2):162-166.

刘茜,李博,王耀刚,2018.社区卫生服务中心服务水平熵权 TOPSIS 评价[J].中国卫生事业管理,35(9):649-651,659.

刘芹,常仁杰,毕怀梅,等,2019.基于三阶段 DEA-Tobit 回归模型的广西县级公立医院效率影响因素研究[J].医学与社会,32(9):102-105.

刘松,张慧,陈琳,等,2019.基于 DEA-Malmquist 指数的广东省公立医院和民营医院运营效率研究[J].现代预防医学,46(21):3920-3924.

卢秀芳,尹畅,李超凡,等,2017.中国民营医院医疗服务资源配置效率分析与评价[J].中国公共卫生,33(10):1478-1481.

罗颖,罗传建,彭甲超,2019.基于三阶段 DEA 的长江经济带创新效率测算及其时空分异特征[J].管理学报,16(9):1385-1393.

梅国平,龚雅玲,万建香,等,2019.基于三阶段 DEA 模型的华东地区物流产业效率测度研究[J].管理评论,31(10):234-241.

倪明,2012.三级公立医院公益性评价指标体系建立的初步研究[D].上海:复旦大学.

潘衍宇,景日泽,2019.基于三阶段 DEA 模型的全国社区卫生服务中心运营效率研究[J].中国卫生经济,38(8):60-63.

秦敬柱,2011.山东省县(市)级医院投入产出研究[D].济南:山东大学.

瞿茜,蔡春凤,吴映雪,2020.基于数据包络分析的 2017 年武汉市卫生资源配置和服务利用效率评价研究[J].预防医学情报杂志,36(2):133-136,141.

沈俊鑫,刘雅婷,2019.大数据产业发展能力特征要素及提升路径:基于中国省际数据的 tsQCA 分析[J].河北大学学报(哲学社会科学版),44(3):77-85.

盛九元,吴信坤,朱辉,2015.基于因子分析法的台湾地区本土银行经营绩效评价[J].世界经济研究,8:117-126,129.

宋宿杭,孟庆跃,2017.我国新医改前后卫生资源配置公平性分析[J].中国卫生政策研究,10(9):46-50.

唐齐鸣,于乐河,2016.基于 Malmquist 指数的我国省际医院生产效率分析[J].中国医院管理,36(10):48-49.

田帝,徐红兵,王博文,2019.安徽省公立医院规模及效率和质量的耦合协调性研究[J].中华医院管理杂志,35(11):961-965.

万广圣,钱芝网,施毓凤,等,2017.基于 AHP-TOPSIS 法的珠三角城市健康生活医疗卫生服务评价[J].中国卫生经济,36(12):95-97.

王浩,2017.运用因子分析法测度当前我国房地产泡沫的正确方法:结合文献研究和实证研究的证明[J].宏观经济研究,6:147-157.

王珩,卞城,李念念,等,2018.基于质量改进绩效评价工具的县级医疗机构绩效评价指标体系构建[J].中华医院管理杂志,34(5):366-370.

王颖,孙强,王海鹏,等,2015.山东省县级公立医院动态效率 DEA-Malmquist 指数分析[J].中国公共卫生,31(5):620-623.

王玉梅,姬璇,吴海西,2019.基于三阶段 DEA 模型的创新效率评价研究:以节能环保上市公司为例[J].技术经济与管理研究,3:25-30.

王玥月,李宇阳,秦上人,等,2019.基于集聚度的中国基层医疗卫生服务资源配置公平性研究[J].中国卫生统计,36(6):874-877.

吴建,王垠莹,杜天信,等,2017.基于 3 阶段 DEA 模型的河南省公立医院投入产出效率研究[J].卫生经济研究,8:33-36.

武松,潘发明,2014.SPSS 统计分析大全[M].北京:清华大学出版社.

向媛薇,蒋建华,张建华,2017.广东省民营医院效率影响因素研究[J].卫生经济研究,11:14-17.

谢子裕,岳靖凯,牛利娜,等,2020.基于 DEA-Tobit 模型的县级妇幼保健院效率评价研究[J].中国妇幼保健,35(7):1172-1175.

熊国经,熊玲玲,陈小山,等,2018.泛珠三角洲区域高校科技创新能力评价:基于 E-TOPSIS 改进因子分析法的实证研究[J].科技管理研究,38(22):86-91.

徐凯,孙利华,2019.基于三阶段 DEA 模型的中国生物医药产业园区效率评价[J].中国新药杂志,28(6):646-650.

徐鹏,2009.基于消费者认知的品牌定位模式研究[D].天津:南开大学.

徐书彬,叶晗塈,2019.跨境电商上市企业经营效率评价:基于三阶段 DEA 模型[J].技术经济与管理研究,10:75-81.

鄢错灵,白冰楠,徐阅,等,2018.基于超效率 DEA 模型的北京市政府办中医类医院卫生资源配置利用效率评价[J].中国医院,22(9):36-38.

闫凤茹,2010.我国医疗卫生服务资源配置公平性研究[J].中国卫生资源,13(6):296-298.

杨安,2015.关于中医医疗服务体系资源配置与医疗服务发展规划的研究[D].北京:中国中医科学院.

杨希,朱晨,2019.我国中医医院服务效率区域差异及协同发展研究[J].卫生经济研究,36(12):25-28.

杨雪,何玉成,2018.我国中药上市公司成长性评价研究:基于因子分析法的 Topsis 评价法[J].中草药,49(21):5220-5228.

杨雨晨,徐阅,项楠,2019.基于 DEA-Malmquist 指数的我国三级公立中医医院效率研究[J].中国卫生资源,22(6):435-439.

杨展,胡晓,陈饶,等,2017.我国基层医疗卫生资源配置公平性研究[J].中国卫生资源,20(2):106-109,122.

姚武华,2020.人口结构与居民受教育水平对社会医疗保健消费需求的影响研究:基于省级城镇居民面板数据[J].中国物价,11:109-112.

叶春辉,封进,王晓润,2008.收入、受教育水平和医疗消费:基于农户微观数据的分析[J].中国农村经济,8:16-24.

叶俊,2016.城镇化建设对省域基本医疗卫生服务均等化的影响:以中部六省数据为例[J].中南财经政法大学学报,1:45-53,159.

尹刚,孔玉梅,朱江汉,等,2019.基于 Bootstrap-DEA 法的武汉市三级公立医院技术效率评价[J].医学与社会,32(4):54-57.

于珺,2019.广东省公立医院经营效率研究:基于三阶段 DEA 模型的实证分析[J].财会学习,28:203-204.

曾雁冰,程瑞谦,张国平,等,2019.基于 DEA 方法的三级公立医院运行效率分析[J].中国卫生统计,36(6):847-850.

张航,赵临,刘茜,等,2016.中国卫生资源配置效率 DEA 和 SFA 组合分析[J].中国公共卫生,32(9):1195-1197.

张航,赵临,张馨予,等,2015.三级医院技术效率与影响因素实证分析与评价[J].中华医院管理杂志,3:195-197.

张璐莹,应晓华,王笑,等,2014.上海市市级医院运行效率的数据包络分析[J].中国卫生资源,17(6):415-418.

张明,杜运周,2019.组织与管理研究中 QCA 方法的应用:定位、策略和方向[J].管理学报,16(9):1312-1323.

张昕男,杨毅,陈昭荣,等,2017.基于 DEA 的全国中医医院卫生资源配置效率评价[J].中国医院管理,37(11):30-33.

张玥,2018.基于 DEA 模型的我国省际卫生服务效率评价[J].中国卫生统计,35(4):559-562.

赵临,张航,2015.基于 DEA 不同指标组合的 31 个省市医院相对效率研究[J].卫生经济研究,2:37-39.

赵颖波,王建伟,尹畅,等,2018.基于洛伦兹曲线和基尼系数的我国卫生资源配置公平性研究[J].中国医院,22(2):22-25.

赵宇,2014.中国各省区医疗卫生机构医疗服务相对效率评价:基于 DEA-BCC 模型和 Malmquist 指数的实证分析[J].经济与管理评论,30(2):151-156.

郑继承,2020.城镇化进程与医疗资源配置动态关系研究[J].中国卫生经济,39(1):52-56.

周朝波,彭欢,2018.互联网金融崛起下中国上市商业银行效率研究:基于三阶段 DEA 法[J].征信,36(12):72-78.

周永莲,2017.三甲中医医院中医医疗服务质量综合评价模型构建研究:以湖北省为例[D].武汉:湖北中医药大学.

邹钦培,钟晓妮,邓晶,2014.2012 年重庆市医疗卫生资源配置效率分析[J].上海交通大学学报(医学版),34(9):1396-1401.

Ali M,Debela M,Bamud T,2017. Technical efficiency of selected hospitals in Eastern Ethiopia[J]. Health Economics Review,7(1):24.

Castelli A,Street A,Verzulli R,et al.,2015. Examining variations in hospital productivity in the English NHS[J]. The European Journal of Health Economics,16(3):243-254.

Charnes A,Cooper W W,Rhodes E,1978. Measuring the efficiency of decision making units

［J］. European Journal of Operational Research，2(6)：429-444.

Chen X L，Valdmanis V，Yu T T，2020. Productivity growth in Chinese medical institutions during 2009-2018［J］. Sustainability，12(8)：3080.

Fare R，Grosskopf S，Lovell C K，1994. Production frontiers［M］. Cambridge：Cambridge University Press.

Fried H O，Lovell C A K，Schmidt S S，et al.，2002. Accounting for environmental effects and statistical noise in data envelopment analysis［J］. Journal of Productivity Analysis，17 (1-2)：157-174.

Guo H，Zhao Y，Niu T，et al.，2017. Hong Kong hospital authority resource efficiency evaluation：via a novel DEA-Malmquist model and Tobit regression model［J］. PLOS ONE，13(2).

Hunt D J，Link C R，2020. Better outcomes at lower costs? The effect of public health expenditures on hospital efficiency［J］. Applied Economics，52(4)：400-414.

Jia T，Yuan H，2017. The application of DEA (Data Envelopment Analysis) window analysis in the assessment of influence on operational efficiencies after the establishment of branched hospitals［J］. BMC Health Services Research，17(1)：265.

Jiang S，Min R，Fang P，2017. The impact of healthcare reform on the efficiency of public county hospitals in China［J］. BMC Health Services Research，17：838.

Jin J，Wang J X，Ma X Y，et al.，2015. Equality of medical health resource allocation in China based on the gini coefficient method［J］. Iranian Journal of Public Health，44(4)：445-457.

Kirigia J M，Asbu E Z，2013. Technical and scale efficiency of public community hospitals in Eritrea：an exploratory study［J］. Health Economics Review，3(1)：6.

Li H，Dong S，Liu T，2014. Relative efficiency and productivity：a preliminary exploration of public hospitals in Beijing，China［J］. BMC Health Services Research，14(1)：158.

Li Z，Zhang W，Kong A，et al.，2021. Configuration analysis of influencing factors of technical efficiency based on DEA and fsQCA：evidence from China's medical and health institutions［J］. Risk Manag Healthc Policy，14：49-65.

Liu J，He B B，Xu X L，et al.，2019. Determinants of efficiency growth of county-level public hospitals-evidence from Chongqing，China［J］. BMC Health Services Research，19：858.

Liu W，Liu Y，Twum P，2016. National equity of health resource allocation in China：data from 2009 to 2013［J］. International Journal for Equity in Health，15：68.

Masiye F，2007. Investigating health system performance：an application of data envelopment analysis to Zambian hospitals［J］. BMC Health Services Research，7(1)：58.

Ragin C C，2006. How to lure analytic social science out of the doldrums：some lessons from comparative research［J］. International Sociology，21(5)：633-646.

Stefko R，Gavurova B，Kocisova K，2018. Healthcare efficiency assessment using DEA analysis in the Slovak Republic［J］. Health Economics Review，8(1)：6.

Sultan W I M，Crispim J，2018. Measuring the efficiency of Palestinian public hospitals during

2010-2015: an application of a two-stage DEA method [J]. BMC Health Services Research, 18(1): 381.

Sun J, Luo H Y, 2017. Evaluation on equality and efficiency of health resources allocation and health services utilization in China [J]. International Journal for Equity in Health, 16: 127.

Varabyova Y, Schrey J, 2013. International comparisons of the technical efficiency of the hospital sector: panel data analysis of OECD countries using parametric and non-parametric approaches[J]. Health Policy, 112(1/2): 70-79.

Yitbarek K, Abraham G, Adamu A, et al., 2019. Technical efficiency of neonatal health services in primary health care facilities of Southwest Ethiopia: a two-stage data envelopment analysis[J]. Health Economics Review, 9(1): 1-9.

Yu J N, Liu Z, Zhang T T, 2020. Measuring productivity of healthcare services under environmental constraints: evidence from China [J]. BMC Health Services Research, 20: 673.

Zhang T, Xu Y J, Ren J P, et al., 2017. Inequality in the distribution of health resources and health services in China: hospitals versus primary care institutions [J]. International Journal for Equity in Health, 16: 42.

Zhang X Y, Zhao L, Cui Z, et al., 2015. Study on equity and efficiency of health resources and services based on key indicators in China[J]. PLOS ONE, 10(12): e0144809.

Zheng W, Sun H, Zhang P, et al., 2018. A four-stage DEA-based efficiency evaluation of public hospitals in China after the implementation of new medical reforms[J]. PLOS ONE, 13(10): e0203780.